今日から始めるパーフェクトメニュー
カレーライス

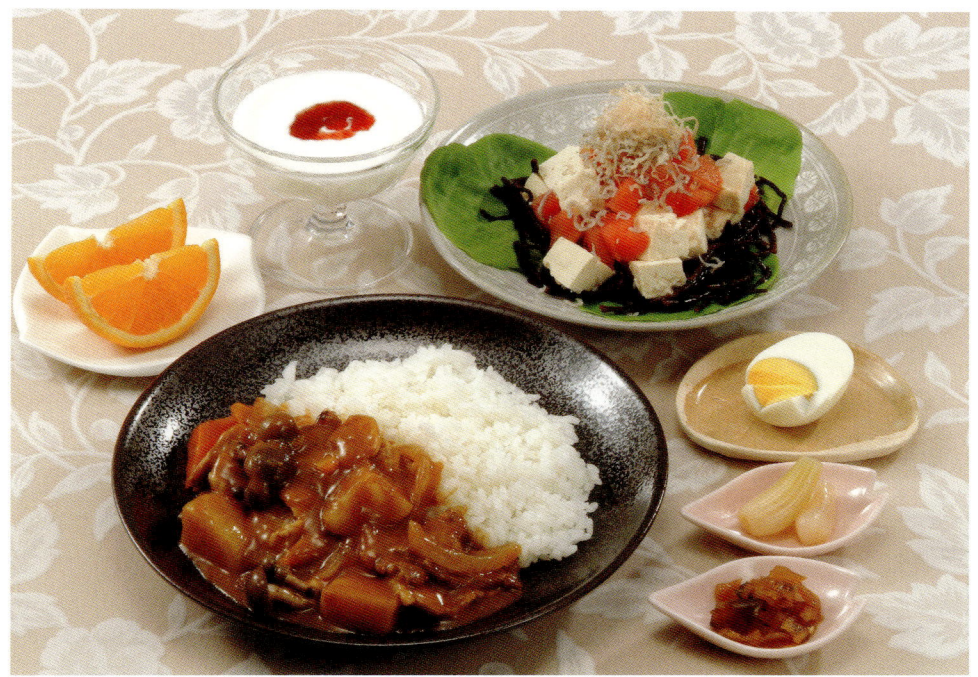

カレー
■作り方■
①玉葱(たまねぎ)はくし型に切る。
②人参、じゃが芋(いも)は食べやすい大きさに切る。
③ぶなしめじは適当な大きさに裂いておく。
④しそ油を熱し、豚肉を炒め、色が変わったら①を加え、じっくり炒める。
⑤④に②③と水150ccを加えて煮込む。
⑥アクをよくすくい取る。
⑦カレールウを入れて煮込み、塩こしょうで味を調える。

材料のグラム数と詳しい栄養成分値は、巻末付録「今日から始めるパーフェクトメニュー」をご覧ください（113ページ）。

I

さばのみそ煮　豚肉とメンマの炒め物

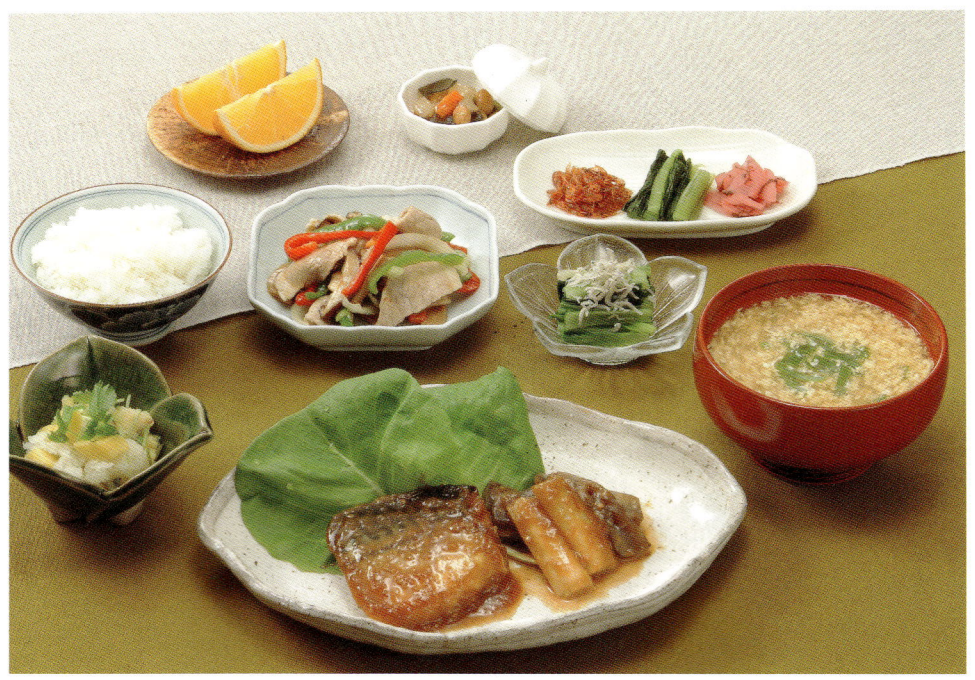

さばのみそ煮
■作り方■
①生姜は薄切り、長葱は3cmの長さに切る。
②こんにゃくは下茹でしてから2cm幅の短冊に切る。さらに縦の切り込みを入れ、片端をくぐらせて手綱こんにゃくにする。
③鍋に、酒と水を各15cc（大1）を煮立て、さばを入れる。
④③に①②を入れ、落し蓋をして10分ほど煮る。
⑤さらに赤みそ、砂糖、しょうゆを加えて煮詰める。

豚肉とメンマの炒め物
■作り方■
①豚肉は薄切りにする。
②メンマは水に浸して塩抜きをし、熱湯で茹でて細切りにする。
③ピーマン2種、玉葱、椎茸は5mm幅の細切りにする。
④フライパンに油を熱し、①を炒め、強火にして②③を炒める。
⑤④にあさりを入れ、紹興酒、しょうゆ、オイスターソース、砂糖で味を調える。
⑥煮立ったら水溶き片栗粉でとろみをつける。

材料のグラム数と詳しい栄養成分値は、巻末付録「今日から始めるパーフェクトメニュー」をご覧ください（114ページ）。

まぐろのちらしずし　ひじきのごま酢

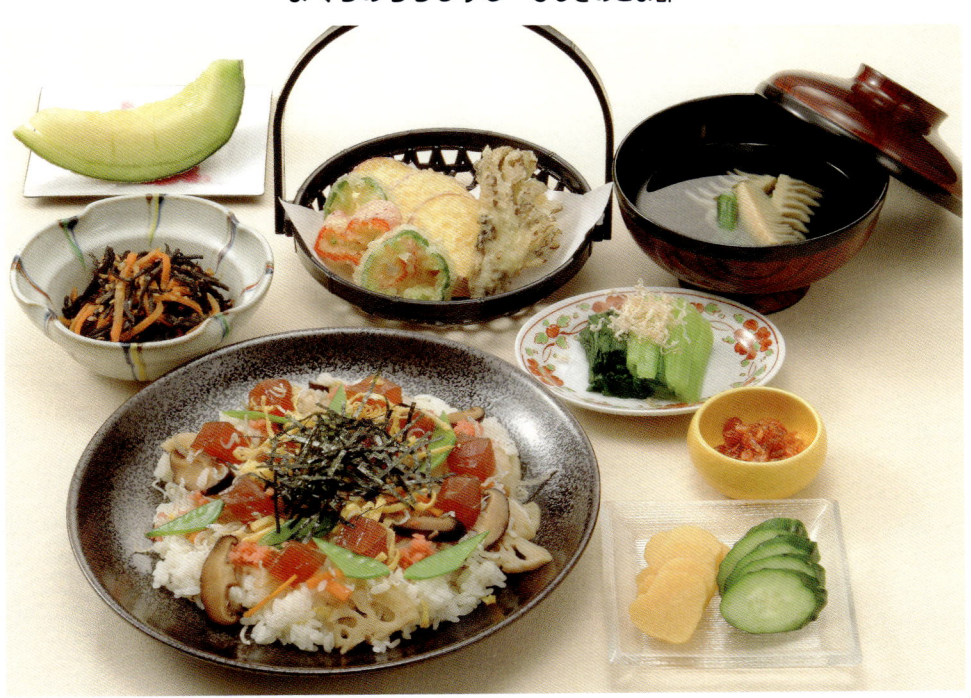

まぐろのちらしずし

■作り方■

①ごはんは米と同量の水で炊き、すし酢で酢飯を作る。
②干し椎茸は戻して薄切り、れんこんも薄切り、人参は千切りにし、甘辛く煮る。
③卵は塩少々入れて薄焼きにし、千切りにする。
④しらすは電子レンジで約40秒加熱。絹さやは湯通しする。
⑤まぐろは1.5cm角に切り、しょうゆ（小1.5程度）に漬ける。
⑥酢飯に汁を切った②を入れ、混ぜ合わせる。
⑦⑥を器に盛り、③④⑤と紅生姜、刻みのりを飾る。

ひじきのごま酢

■作り方■

①ひじきは水で戻し、茹でて冷ましておく。
②人参は細切りにし、固茹でにする。
③ごまと殻付き干しサルエビを炒って、すり鉢ですり、砂糖、しょうゆ、酢を加えて、①②をあえる。
④③にしそ油を入れ、味を調える。

材料のグラム数と詳しい栄養成分値は、巻末付録「今日から始めるパーフェクトメニュー」をご覧ください（115ページ）。

食事の改善ビフォー&アフター

パンの朝食をパーフェクトに整えると……

改善前

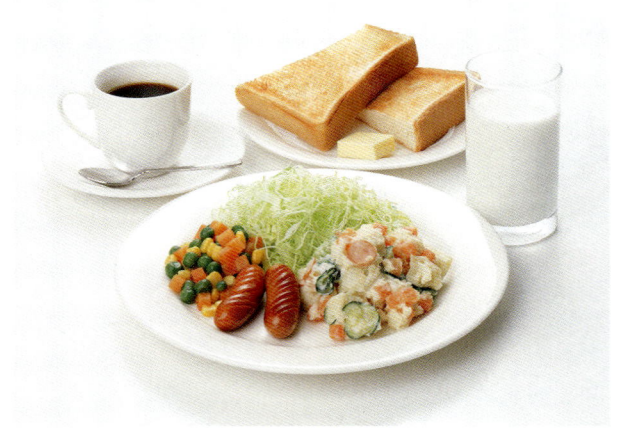

改善後

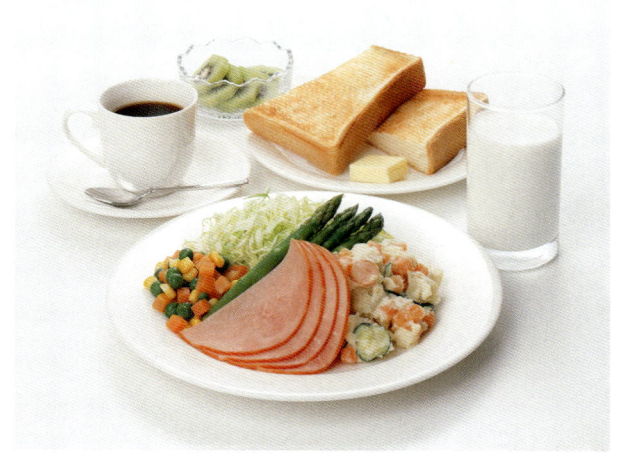

「改善前は蛋白質やビタミンが著しく不足していました。ソーセージをボンレスハム2枚に変えて蛋白質を増やし、アスパラガス4本とキウイフルーツで、カリウムやビタミンCなどを補給。
こんなちょっとした工夫で、パーフェクトメニューに変わるのです」

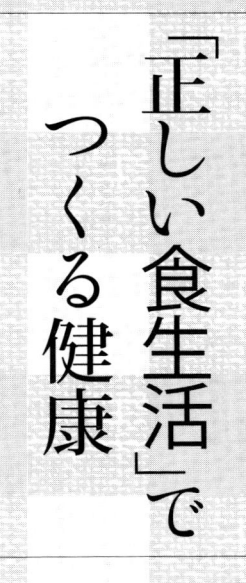

「正しい食生活」でつくる健康

佐藤和子
Sato Kazuko

公益財団法人
モラロジー道徳教育財団

はじめに──大医の道を歩みたい

　私は医者として、人々が自然治癒力を最大限発揮できる食生活、すなわち「正しい食生活」の実践を提唱してきました。自(みずか)らの自然治癒力をベースに、病気を予防し、たとえ病気になっても速やかに回復できるようにするため、その日常生活と食事のデータを分析し、健康へと導くアドバイスを続けています。

　医者であって、これほどまでに食事に価値を置いている人物は他にいないと言ってくださる方もいます。今、思い返してみると、私が食生活の大事さに気づいたのは、子供のころです。母はとても料理が上手で、食卓はいつも楽しいものでした。戦後の食糧難の時代に、渡良瀬川の河川敷を開墾し、トマトやなす、いんげん、胡瓜(きゅうり)、さつま芋(いも)などの野菜を作り、いつももぎたてをいただいていました。あのおいしさは今でも忘れられません。

　医者には大医、中医、小医があり、小医は病気を治し、中医は病人を治し、大医は国家を治すといわれています。子供のころに父からそう教わり、小学3年生のときには、大医の道をめざそうと志を立てました。大医は、生まれるときも健康で、生涯を健康で過ごせるようにお手伝いする医者です。医者になって体の仕組みを知り、それから教育者になれば、自分の良さを発揮でき、人々のお役に立てるはずだと確信を持っていました。今、半世紀が経(た)ち、夢の実現に向けて歩めるのは本当に幸せなことです。

　臨床医としてスタートした最初の約20年間、「なぜ病気になるのか」を徹底的に調べたうえで、予防の道を見いだそうと努力しました。その結果、心と栄養のいずれか、もしくは両方

に問題がある場合に病気が成立しているという事実を知りました。そこで食生活を定量化する手法を取り入れて客観的に評価できる体制を創（つく）り、活用したところ、見事にその人の食生活を映し出せることがわかりました。

　具体的に栄養の定量化の必要性を痛感したのは、今から40年以上前に出会った5歳の男の子の事例でした。この子は先天性大動脈弁閉鎖不全症で弁置換術を受けた日本の最初の成功例でしたが、手術直後から留置していた点滴ルートからの感染により、置換された弁を止めていた糸が外れ、手術前よりひどい大動脈弁の逆流が生じ、重篤な状態に陥ったため、再手術を必要としました。しかし、本人の同意が得られず、主治医、部長らが苦慮し、私になついていたことから、私が説得することになりました。話をたくさんした後で、その子は「僕が眠るときはもちろん、手術後でもちょっとでも目を開けたときに先生がそばにいてくれるのなら、手術を受けてもいい」と言いました。手術の日、麻酔の導入時には私が担当しましたが、すぐに排除され、私は別の仕事に回りました。夕方になっても連絡がないまま、不安な気持ちで手術室に入ると、呆然（ぼうぜん）としました。すでに死亡していたのです。涙が止まりませんでした。すると主治医から「医者になって、何年目？　泣いていいのは1年未満だ」とたしなめられ、さらに寂しい思いをしました。

　なぜ、あの子は死なねばならなかったのか。私は術後の栄養面に問題を見つけました。この子の場合、栄養源はほとんどゼロ。たとえ手術そのものは成功したといわれても、回復するだけの栄養の支援はなかったのです。これでは生きようとする力を支えることができなくて当然です。栄養面を改めなければ、同じ悲劇が再び起こってしまうと思いました。このことがきっかけで、私は患者さんの治療の大きな柱の1つとして、栄養摂取の算定を取り入れる仕組みを創り上げたいと強く思い、努

はじめに

力してまいりました。

　その後、私が栄養面に足場を置いた全身管理に専念するようになると、難易度の高い症例の成功率も急上昇し、術者からは好感を持って受け入れられるようになりました。心臓外科医からは"魔女サマンサ"、先輩の女医さんからは"女神様"、患者さんから"女赤ひげ先生"などの、身に余るニックネームをいただき、臨床医を終えて、予防医学を普及すべく社会に出てまいりました。もう25年が経ちました。あっという間でした。

　私が志を立てたとき、世界の人口はまだ25億人でしたが、今、70億人を超えています。80億人になると、食糧の争奪戦の時代に入ると予測されています。食べたくても食べる物がない状況は世界中にまだ存在しています。毎日4万人もの人が餓死している現状に心が痛みます。せめて、毎食をちょうど良い質と量で食べるという学習を身に付けて、最長130年もある寿命を美しく生ききりたいと願っています。

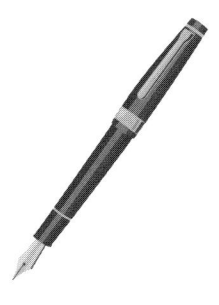

目　次／「正しい食生活」でつくる健康

　　カラー口絵：今日から始めるパーフェクトメニュー　I
　　　　　　　食事の改善ビフォー＆アフター　IV

はじめに──大医の道を歩みたい　3

第1章　健康は自分で育てる　10

①病気は起こるべくして起こり、治るべくして治る　10
　　なぜ、病気になるのか？／心は体のコンダクター／健康は、いつ、何を、どれだけ、どう食べるかで決まる／病気を招いた人々の食生活パターン

②健康な人々が未来経済を支える　13
　　生きがいのある人は若々しい／病気をプラスに変えた人①──死の淵から復活した56歳女性／病気をプラスに変えた人②──腸管が3分の1になった56歳男性

③トマトの巨木が教えてくれた「健康を支える栄養学」　16
　　水気耕栽培法の考え方に出会って／地球上の生物は共通組成／体を支える栄養素／栄養素の吸収部位／体の入れ替わる速度

④健康の王道は「正しい食生活」の実践にあり　21
　　健康の4つのサイン／「正しい食生活」とは／食品を赤群・青群・黄群に分類

佐藤和子の養生訓　25

【コラム】ほっとひと息①　人生の質は睡眠で決まる編　26

第2章　予防の要は食生活にあり　27

①日常の病からの回復　27
　　風邪さえひかない食生活／"横綱格"の重い花粉症を克服／アトピー性皮膚炎で包帯交換に2時間以上かかった女性／1か月でアトピーが治った24歳女性

2 「生活習慣病」は予防も克服も可能　30

死の四重奏／適正体重の維持／正しい減量の仕方／糖尿病・高血圧症は企業人の勲章？／「正しい食生活」の実践──それが予防と克服の解決策

3 【適切な減量①】病気の予防・回復のためにも適正体重を　33

なぜ、肥満に？／「正しい食生活」による減量の成果／改善前と改善後の食生活

4 【適切な減量②】「正しい食生活」を基本においた減量の仕方　38

減量は自ら行うもの／ミラー（食生活分析診断）を受ける／生活リズムを正すこと──早寝すること／黄群を減らし赤・青群でイーチ・ミール・パーフェクトを実践／外食を利用する際の心得

5 【適切な減量③】減量のための献立例　42

減量の食事はおいしくない？／調理技術に自信のない場合／接待などで外食の多い場合

6 【適切な減量④】健康のために動き出した保養所の取り組み　46

もう1つの栄養失調／ある保養所の取り組み

【コラム】ほっとひと息②　油の選び方編　52

第3章　「誤った」生活習慣を正して回復　54

1 【高脂血症①】中性脂肪が1か月で正常値に　54

命は食に支えられている／中性脂肪が1か月で正常値になった男性／高脂血症を招いた当時の食生活／Iさん夫妻の改善した食生活／Iさんの近況

2 【高脂血症②】スリムな人に発症した高コレステロール血症・高γ-ＧＴＰ・脂肪肝の完治　60

高コレステロールなどを招いた食生活／改善した食生活

3 【大腸の病気】潰瘍性大腸炎の完治　62

難病も完治／Ｓさんの発症のころの生活状況／発症のころの食生活／出会いの妙／学習会に参加したころの食生活／「正しい食生活」実践の成果

④【糖尿病①】糖尿病歴20年、眼底出血で失明寸前からの完治　70

43歳で糖尿病を発症した社長／現行の食事療法で治るの？／「正しい食生活」実践の成果／糖尿病発症のころの食生活／出会ったころの食生活／改善後の食生活

⑤【糖尿病②】白内障を招いた糖尿病患者から学ぶ　78

ラーメンライスを好んだ男性／食事を改善し、40kgまで回復／病気予防のためになすべきこと

【コラム】ほっとひと息③　作り置きできるおかず編　82

第4章　体の"肝心"、食が肝心　83

①【心筋梗塞】「正しい食生活」に切り替えて手術を回避　83

心筋梗塞になったCさん／発症までの様子／Cさんの発症当時の様子と治療経過／発症以前の食生活／「正しい食生活」実践の成果

②【肝臓の病気①】胆石症の発作に伴う急性肝機能障害の回復　89

代謝の中心をなす「肝臓」／21世紀の人類を脅かす"肝臓の病気"／67歳の男性の発症前の食生活／発症時の様子と「正しい食生活」の実践

③【肝臓の病気②】肝炎から肝硬変に至った3人の若者から学ぶ　95

22歳で肝炎になったEさん／「正しい食生活」を本気で実践／B型肝炎と判明したFさん／指導前の食生活／B型肝炎と肝硬変に罹患したGさん／Gさんの指導前の食生活／肝炎発症の共通因子と克服への道

④【肝臓の病気③】C型肝炎ウィルスのキャリアーから解放された女性　102

C型肝炎と判明したTさん／学習前の食生活／学習後の食生活

【コラム】ほっとひと息④　健康おやつ編　107

おわりに──「正しい食生活」雑感　108

ベストコンディションであることの確認には／不定愁訴は敏感なサイン／

やる気と笑顔との関係は？／「ミラー」についてひと言／健康は育てるもの

巻末付録　今日から始めるパーフェクトメニュー　113
　材料と栄養成分値／各栄養素の性質と生理作用

［本文中の栄養成分値表について］
●実際の食事の栄養成分値に近づけるため、調理後の重量で計算しています。
●合計の数値の誤差は、表内の小数点以下の四捨五入によって生ずるものです。

　　　　　　　　　　　　　　　　　◎カラー口絵１～３の写真提供：高橋澄江
　　　　　　　　　　　　　　　　　『漬物処たむらやの　家庭で簡単につくれる
　　　　　　　　　　　　　　　　　　おいしい健康料理　パーフェクトメニュー特選50』より
　　　　　　　　　　　　　　　　　◎本文中の図表は著者作成
　　　　　　　　　　　　　　　　　装幀・本文デザイン　吉川デザイン室

◆本書は、公益財団法人モラロジー研究所発行の『道経塾』第７号～36号（平成12年６月～17年４月）における連載「健康エッセイ」および「『正しい食生活』と健康」の内容に基づいて加筆・再構成したものです。

第1章 健康は自分で育てる

1 病気は起こるべくして起こり、治るべくして治る

なぜ、病気になるのか？

　人はなぜ、病気になるのか。その原因を見極めたうえで予防の道を示したいと考え、私は医師の中でもとりわけ患者の側から治療を検討できる立場にある麻酔医を選びました。臨床の場で多くの患者と出会ってきましたが、そこで明らかとなったことは、"心と栄養"のいずれか、もしくは両方に問題のある場合、病気は成立するという事実でした。ほとんどの人は、栄養の過不足が問題となっていました。

　昔から「貧しい人ほど病気になる」といわれてきましたが、現代でも、食事に無関心の人々は貧しい食生活をしており、多くの病に倒れていることがわかりました。特に、蛋白質不足による感染症から引き起こされた心臓弁膜症で苦しむ女性たちの姿に心が痛みました。

　最近は、このような患者は激減していますが、先天性の奇形やリウマチ、アレルギー疾患、糖尿病、高血圧症、がん等々、栄養の取り方の悪い人々はあいかわらず多く、数多くの病気を招いています。健康保持の仕方を誰も教えていないのですから、当然といえば当然の現象です。

心は体のコンダクター

　私たちの体を構成している60兆個もの細胞がより良く機能できるように、細胞の環境を常に一定に保とうとする機構が体の中で働いています。これを恒常性機構（ホメオスタシス）といいますが、その要になっているのが、心です。

この恒常性機構は、神経性の調節機構とホルモン性の調節機構で成り立っています。前者は交感神経と副交感神経という相反する作用を持つ神経でバランスを取り合い、後者は同化作用のホルモンと異化作用のホルモンとでバランスを取り合っています。ちなみに「同化」とは、体の中に入ってきた栄養物を体中の細胞に利用させ、余ったものを貯蔵する働きのことであり、「異化」とは、この反対の作用で、体内に貯蔵した栄養分を切り崩し、エネルギー源として利用する働きです。

私たちのホルモンの数は約26ありますが、同化作用のホルモンは、成人ではただ1つ（インスリン）、成長期では2つ（成長ホルモンとインスリン）だけで、異化作用のホルモンは残りすべての24もあります。数ではなく、質の勝負という点に注目してください。特にインスリンは、胎児の時期から生涯を終えるまで一貫して私たちの生命を支えている最も重要なホルモンの1つです。それゆえ、糖尿病だけは避けて通りたいもの……。

このように恒常性機構は、神経とホルモンとの協同作業で支えられていますが、交感神経と異化作用ホルモン、副交感神経と同化作用ホルモンとは類似した働きを持ちます。睡眠は、交感神経を休ませて副交感神経を優位にし、同化作用のホルモンの働きを活発にします。睡眠に逆らっての夜間の仕事ほど体力の消耗が大きく、疲労を伴うのは事実です。また、ホルモンの合成・分泌には、太陽の光のリズムに合わせての日内変動があるので、昔からいわれるように、"早寝早起き"が最も良いのも事実です。

健康は、いつ、何を、どれだけ、どう食べるかで決まる

健康は「いつ、何を、どれだけ、どのようにして食べたか」によって左右されます。「生かすも殺すも食事次第」といっても過言ではありません。体の構成成分は速い速度で入れ替わっていますから、体に必要な栄養成分が食事に含まれていなければ、たとえ祈ったとしても不足は解消されません。栄養素の不足により機能は低下し、ついには器質障害を招きます。食物は、食べた後に消化・吸収されて生体で代謝されなければ栄養とはなりません。その際の消化・吸収

には、睡眠や精神的因子の関与が極めて大きいのです。

　睡眠が十分にとれているときや赤ちゃんのように信頼しきった心の状態（副交感神経の優位な状態）が最良です。消化液の分泌も良好となり、栄養の吸収にも有利です。

　逆の現象が睡眠不足やストレスが高い状態（交感神経の優位な状態）に相当するので、消化液の分泌は減少し、吸収も不良となります。**睡眠あっての食事**であることを強調したいと思います。そのうえで、"たかが食事"ではなく、"されど食事"と考えて、毎食均等に、しかも必要な栄養素を整えて、感謝してよく噛み、おいしく食べる心を忘れずに、特に**朝食がいちばん大事**との認識を深めて、健康を育ててほしいと願っています。

病気を招いた人々の食生活パターン

　病気を招いた人々の食生活には、パターンが3つありました。

○夕食に偏りすぎて、なおかつ夕食時刻も就寝時刻も遅すぎる人々

　肥満と動脈硬化が現れ、高脂血症・高血圧症・糖尿病・心筋梗塞・脳出血・脳梗塞・脂肪肝等が必発していました。

　1つの例として、内科医をされている男性について記しましょう。60歳で大病院に抜てきされ、早朝から深夜まで仕事をしていました。典型的な夕食偏重であり、そして夕食時刻も23時ごろと遅く、52歳で肥満と糖尿病（空腹時血糖146mg／dl）を発症しました。同僚の医師の指導で食事制限をしたところ、55歳で総入れ歯、57歳で狭心症、59歳で心筋梗塞、60歳で冠動脈の三枝バイパス手術を受けました。私は麻酔医として担当し、多くのことを学びました。何百種類もの薬の使い方は知っていても、健康に生きるためにどう食べたらよいかについては、まったく無知であるというのが医療現場の実態でした。「一刻も早く健康な人々に、僕に話してくれた内容を伝えて病気を防いでほしい」と励まされたことを忘れられません。

○朝食抜きか、極めて少食で動きまわる人々（1日量としても少なすぎる人々）

　ストレスが成立し、感染症・不妊症・全頭脱毛・歯周病・難病（リウマチ・膠原病・潰瘍性大腸炎等々）を招きます。特に感染症がさまざまな疾患を招き、肝炎・肺炎・気管支炎・がん（白血病・乳がん・子宮がん等々）・心臓弁膜症等も多発していました。また、過度なスポーツのため、不眠と食欲不振に陥り、劇症肝炎で急死した12歳の少年や、疲労骨折・外傷などの例も痛ましいことです。

○神経の使いすぎ、取り越し苦労の多い人々

　少食になりやすいのですが、時には過食になる人もいました。胃腸病・神経症・自律神経失調症・拒食症等々を招きます。

　私が出会った人々から学んだ、病気と健康、食生活の関係は、子供にもわかるほど単純明解なので、多くの人々にお伝えしたいと考えています。患者は自らの自然治癒力で病気を治していることを忘れてはなりません。この**治癒力を回復させるのが「正しい食生活」の実践**です。

2 健康な人々が未来経済を支える

生きがいのある人は若々しい

　人は誰でも生きがいを実感したいと願っています。生涯現役とは、まさに生きがいを感じる毎日を過ごすということでもあるでしょう。

　健康で生き生きと暮らしているお年寄りの姿に接すると、微笑ましいだけでなく、安心感とともに生きる励みにもなります。

　十数年前、65歳以上を対象にした年金と仕事に関する意識調査では、7割以上の方が「年金よりも仕事がほしい」と答えたといいますが、私も同感です。生きがいのある仕事を持ち、直接的に社会に貢献している人は若々しいのです。

以前、講演にうかがった会社には定年制がありませんでした。健康で意欲のある人には働いてもらい、しかも昇給も続けます。72歳の社員の方にお会いしましたが、本当に若々しく柔和な人となりに感動しました。温厚な50代の社長にお尋ねすると、社員のほうから「社長、私は給料をもらいすぎです」と言ってくるときがあるそうで、それが退職を考える時期のようです。全社員が生き生きしていて、たいへん心温まる会社でした。

病気をプラスに変えた人①──死の淵から復活した56歳女性

　ある女性は56歳のころ、肥満を改善するため"ごはんダイエット"を取り入れました。ところが、1年経って、高血圧症・糖尿病・眼底出血を発症し、2年目には脳梗塞による右半身麻痺を患いました。入院して8日目に主治医から「毎日、脳梗塞の部位が広がっており、いつ命が終わっても不思議ではない」と言われました。そこで、私のところへ助けを求められました。

　私は、鮮度の高い魚を中心にした**イーチ・ミール・パーフェクト**（毎食均等、しかも不足成分のないように整えた食事）を食べることを勧めました。病院の給食を食べることをやめて、自宅から持ち込んだイーチ・ミール・パーフェクトを実践したところ、急速に回復し退院することができました。

　2年後の1989年、その女性はブッシュ大統領（第41代）の就任式典に招かれ、米国に行くこともできるようになりました。その後も現役として若々しく仕事をこなし、全国を飛び回っておられます。私もたいへん嬉しく思います。ご主人がその看病日記を『愛は奇跡を生んだ』（燦乎堂）という本にしています。

病気をプラスに変えた人②──腸管が3分の1になった56歳男性

　ある男性は56歳のころ、ストレスによる胃・十二指腸潰瘍を繰り返し、腸管は3分の1までに狭窄していました。イレウス（腸閉塞）の危険性が高いからと、胃と腸の切除術を医師から勧められました。同じような手術を受けた同僚たちが死亡したり、再手術や経過不良で退職する前例があったので、手術を

せずに治したいと、私のところに来られました。食生活を分析した結果、とても誤った食生活でした。そのため、私が指導して、「正しい食生活」に切り替えました。10日くらいで急速に体調が良くなり、薬をやめました。10か月後の精密検査では、狭窄部は正常な太さに回復していて、医師が驚きました。心も体も若々しくなり、同僚に食生活の大切さを伝え、何人も病気から回復させたこともあります。定年退職後、再び就職されました。その会社を辞めると、望まれて再々就職しました。釣りや旅行を楽しみながら、現役で元気に働いておられます。孫を含め家族中が健康で明るく過ごせるのは、「正しい食生活」のおかげと感謝されました。

　私はこのような症例を多数経験しています。治療の現場では、病気になったことが幸いだったと思ってもらえるような啓発教育はとても大切だと思いますが、実際にはほとんど行われていません。病人を効率よく治癒させるとすれば、私の提唱しているような「正しい食生活」の実践を推進すべきと思います。
　近年、病院経営が成り立ちにくくなったといわれ、また、小児科医になる人も激減しているとのことですが、本来、医療経済がプラス成長するという発想そのものが誤っているといえないでしょうか。
　お年寄りが医療費を上昇させ、若者に負担を強いているといわれがちですが、実際には年齢を問わず多くの人が病人になり、過剰な投薬、過剰な検査にも問題が多いのです。ちなみに1億3千万弱の日本人の中で、平成20年（2008）の調査では、継続的に医療を受けている人数が高血圧性疾患で約797万人、がんは約150万人、脳血管疾患で約134万人、虚血性心疾患で約81万人、糖尿病は約237万人です。本当に多くの人々が病み苦しんでいます。人々は健康維持の仕方をあまり教えられていないし、薬や検査についても無知に近いのです。
　「治療の主体者は患者自ら、看護の主役は家族、医療従事者は介助役にすぎない」と、私が養生訓（25ページ）に記してからすでに二十数年が経っています。最近ようやく「治療の主役は患者である」と認識されるようになりましたが、医師の役割についても医師自身が認識しなおすべきではないでしょうか。出来高制の医療でよいのでしょうか。「医の倫理」を生かすとすれば、医療従事者

も消防署の職員と同様に、出来高制ではなく皆様の税金で支える仕組みが妥当と思いますが、皆様はいかがお思いでしょうか。

3 トマトの巨木が教えてくれた「健康を支える栄養学」

水気耕栽培法の考え方に出会って

　昭和60年(1985)のつくば科学万博において、1株のトマトが巨木となり、1万3000個余りの実を11か月間で収穫したという驚くべき事実があります。

　これは植物生理学者の野澤重雄氏(のざわしげお)（1913〜2001）が独自に開発した水気耕栽培法の輝かしい成果でした。さらに、1株のメロンからは90個の果実が実り、胡瓜では4000本余り……等々、野菜・果物・米・麦・花などの植物130種類以上で、その旺盛(おうせい)な生育が証明されています。

　野澤氏は、植物の生体を構成する元素に着目し、植物の成長・発育を阻害する因子を取り除き、大切な栄養素は決して不足させないこと、しかも、発芽する前も巨木となってからも、肥料（栄養）の質は一生一定であることを基本にして、この栽培法を開発されました。

　ちなみに植物の構成元素は、酸素、炭素、水素の3つで93％、窒素、リン、カリウムで7％弱、カルシウム、マグネシウム、イオウ、鉄等々は微量元素で存在しています。酸素・炭素・水素は水と空気中から取り入れられるので、窒素、リン、カリウムを供給すればよいのです。しかも窒素、リン、カリウムはどの植物でもほとんど共通の比率を占めていて、植物の種類によって若干異なるのは微量元素の割合だけです。

　野澤氏に出会い、私は多くのことを教えていただき、多くのことを学びました。そこで私は、科学的手法で創り出された野澤氏の"水気耕栽培"の考え方と同じ立場に立って、人体の構成成分と構成元素(図表1)、海水と体液の組成(図表2)などに着目し、栄養学を組み立てて使用しました。すると、病気からの

速やかな回復が得られるばかりではなく、健康状態をより良く維持することが容易となることがわかり、「健康を支える栄養学」と命名しました。

地球上の生物は共通組成

私たちの体は図表1のように、水66％、蛋白質16％、脂質12％、無機質4％、糖質・核酸など1〜2％からできています。構成元素で見ると、酸素65％、炭素18％、水素10％、この3つの元素で93％を占めます。これは植物も魚も鳥も牛も地球上のすべての生物が同じであることを知り、驚きました。窒素

図表1：人体の組成
植物も魚も鳥もすべて同じ

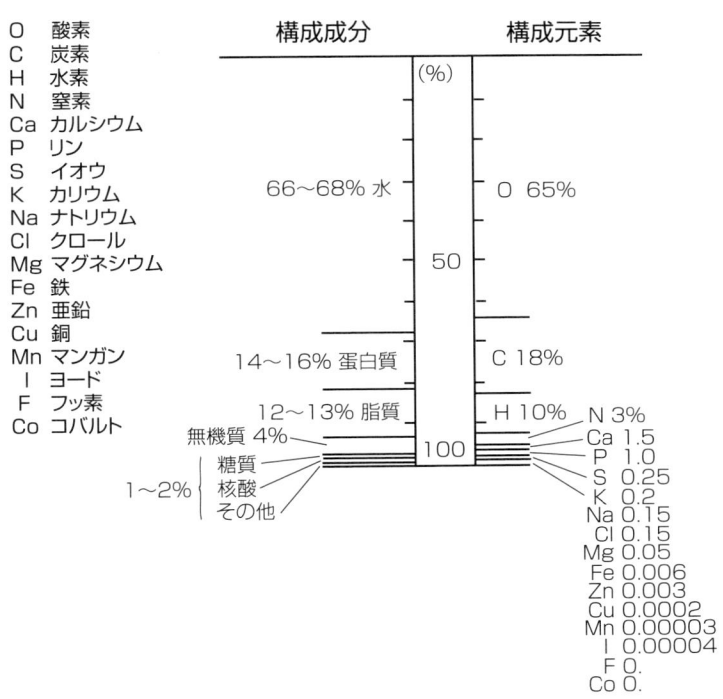

図表2：海水と体液の組成
細胞外液は海水の１／３の濃度。細胞内液は植物の三大栄養素と同じ

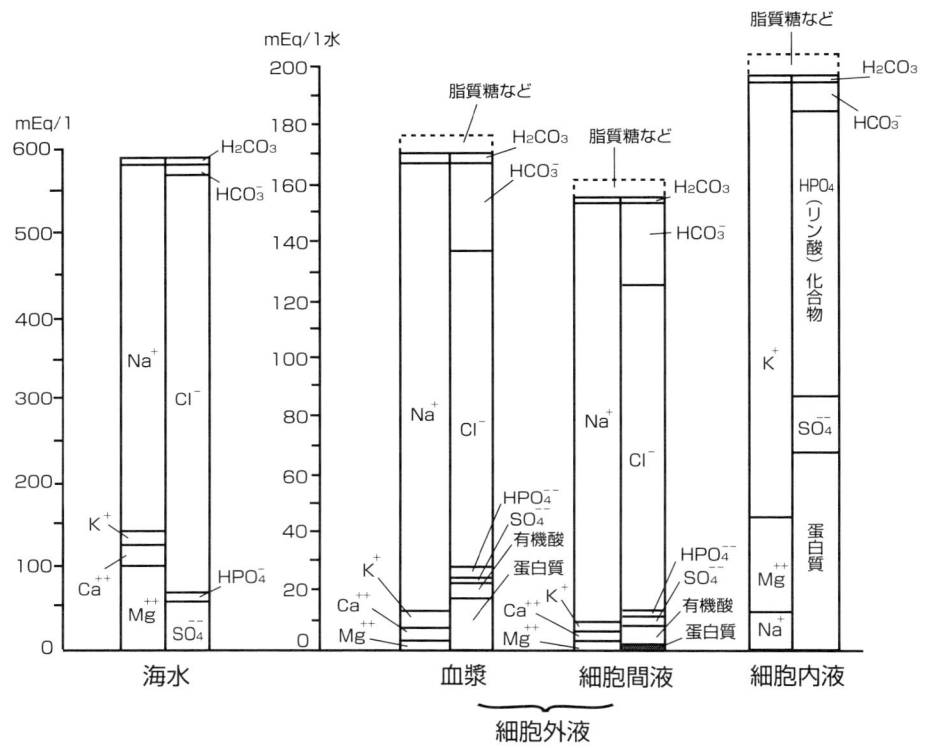

3％、カルシウム1.5％、リン1％、イオウ0.25％、カリウム0.2％、ナトリウム、クロールは0.15％、鉄、マグネシウムその他などは微量元素として存在します。

次に図表2のように、細胞外液は海水の約3分の1の薄さで、ナトリウム、クロールが多く、細胞内液は窒素、リン、カリウムが主体です。これは植物の三大栄養素と同じです。ここにも驚きがありました。

また睡眠がなぜ大事かといえば、血漿（けっしょう）成分から細胞間液が生み出される部位の毛細血管の血流は、睡眠が短いと減少するという事実からきています。特に脳と消化器への血流減少は、細胞への酸素や栄養素の供給に支障をきたし、致命的な結果を招きます。"あくび"は脳細胞の酸素不足のサインゆえに避け

体を支える栄養素

私たちの健康を維持するために必要な物質を栄養素といい、蛋白質・脂質・糖質・ビタミン・無機質があり、次のような役割を担っています。

(1) **体の成長や組織細胞の補充の原料となるもの**
　　　主に蛋白質と無機質。一部の脂質（不飽和脂肪酸）および微量の糖質
(2) **体の機能を順調に維持するもの**
　　　主にビタミン・蛋白質・無機質
(3) **体温ならびに活動のエネルギー源となるもの**
　　　主に糖質・脂質・一部の蛋白質

栄養素の吸収部位

〔胃〕　アルコール、多くの薬剤
〔小腸〕① 十二指腸〜空腸：糖質、鉄、カルシウム、マグネシウム
　　　② 小腸上部（空腸）：水溶性ビタミン（B群・C・葉酸）
　　　③ 小腸中部（空腸）：アミノ酸、脂肪酸、コレステロール、脂溶性ビタミン（ビタミンA・D・E・K）
　　　④ 小腸下部（回腸）：胆汁酸、ビタミンB_{12}
〔大腸〕水分、塩類（ナトリウム、カリウム、クロールなど）

体の入れ替わる速度

各臓器の蛋白質を構成しているアミノ酸には、入れ替わりの速い成分と遅い成分とがあり、入れ替わる速度で見ると、脳では1か月で40％、1年で総入れ替え、胃の粘膜は3日間、腸の粘膜は1日ですべて入れ替わります。肝臓は1か月で96％、腎臓は90％、約1年ですべて入れ替わります。筋肉は1

図表3：体の入れ替わる速度

体の成分は絶えず速い速度で入れ替わっている

	入れ替わりの速い成分	遅い成分
脳	1か月で約40%	約1年
胃の粘膜	3日	
腸の微絨毛	1日	
肝臓	1か月で約96%	約1年
腎臓	1か月で約90%	約1年
筋肉	1か月で約60%	約200日
皮膚	1か月	
毛髪	1か月で13mm伸びる	
血液	赤血球は1秒間に約300万個も骨髄でつくられている。なお、血液（約5ℓ）は100〜120日ですべて入れ替わる	
骨	幼児期は1年半、成長期は2年未満、成人は2年半、70歳以上は約3年で入れ替わる	

か月で60％、約200日ですべて、皮膚は1か月で100％、血液は約5ℓありますが100日から120日間ですべて入れ替わります。毛髪は1か月で13mm伸びます。骨は幼児期では1年半、成長期2年未満、成人2年半、70歳以上では約3年で入れ替わります（図表3）。このように体の成分はとても速い速度で絶えず入れ替わっていますから、栄養の供給が悪くなれば生存できにくくなるのは当然といえば当然のことです。

　トマトの巨木ができたように、私たちの体の細胞も、不足成分のない状態では、フルに機能が発揮できるのです。

4 健康の王道は「正しい食生活」の実践にあり

健康の4つのサイン

　健康の山と病気の山とは、すそ野でつながっていると考えてよいと思います。健康の山の頂上のサインは、**「快食・快眠・快便・心の輝き」**の4つです。快食とは、朝食から"おいしい"と思ってしっかり食べられることです。快眠とは、寝つきも良く目覚めも良いことです。快便とは、朝食の前にお通じがあることです。心の輝きがあるとは、暗いと不平を言う前に進んで灯(あか)りをつけられることを意味します。

　健康の山の頂上にいると、いつも穏やかな心が宿り、明るく振る舞えるので笑顔も多く、根気や集中力も良く、判断力なども冴えるので、「人間到る処青山あり」の心境で"勇気と知恵と努力"を友に人生を拓(ひら)いていけます。何事も前向きに取り組めるので、ピンチをチャンスに変えられます。さらに「類は友を呼ぶ」の諺(ことわざ)のように、好ましい人々との交流が深まり、いずれは心豊かな社会が築けるであろうと思えて、喜ばしい気持ちとなります。ぜひ、一人ひとりが自覚を持って健康管理に取り組んでほしいと願わずにはいられません。この健康管理には「快食・快眠・快便・心の輝き」を日々チェックして、望ましい状態を保つ努力が欠かせません。実践すべきは「正しい食生活」なのです。

「正しい食生活」とは

　「正しい食生活」は、まず**①心を定めた**うえで、**②早寝早起き、8時間の睡眠の確保**と、**③イーチ・ミール・パーフェクト**（毎食均等、しかも不足成分のないように整えた食事）、**④こまめに体を使うこと**、の4つの柱から成り立ちます。
　このイーチ・ミール・パーフェクトを提唱したのは医師の佐伯矩(さいきただす)氏（国立健康・栄養研究所の初代所長）で、七十数年前、栄養を1日量で見ることの誤りをネズミの実験で立証しました。1日量の食事内容は同じにして、一方には朝

21

は魚だけを1日分、昼は野菜だけを1日分、夕食はごはんだけを1日分という具合に与え、他方には魚・野菜・ごはんを1日量の3分の1ずつ均等に与えました。すると、前者のネズミは1週間後より死に始め、3週間ですべて死にました。後者のネズミはすべて生存したということです。

1日に必要な食事をまとめてドカッと食べたり、夕食中心の食べ方が誤りであることは、病気になった人を調べると明らかです。毎食均等に食べている人は健康で活力にあふれて若々しいのです。

食事は食べる時刻も大切で、**朝食は7時**までに、**昼食は12時**ごろ、**夕食は18時**ごろが望ましいのです。食事はよく噛んで（一口入れたら30回は噛む）感謝して食べることが大切で、20分から30分はかけたいものです。食事の内容は、あらかじめ栄養素の整った献立になっているものを活用するほうが良いでしょう。例えば図表4に示した"あじを主菜とした朝食例"です。朝からこのくらいは食べてほしいものです。

食品は季節の旬を積極的に活用することに尽きます。特に重要な栄養素の順位を示します。なお、1食の目安量は図表4などをご覧ください。

1位、蛋白質
2位、カリウム
3位、ビタミンC（VC）
4位、鉄
5位、ナイアシン、ビタミンD（VD）
6位、ビタミンB$_1$（VB$_1$）・B$_2$（VB$_2$）・A（VA）、カルシウム、リン、食物繊維
7位、炭水化物、脂質、エネルギー

ところで、食品に含まれる栄養素の値は、文部科学省科学技術・学術審議会資源調査分科会編『日本食品標準成分表2010』（全国官報販売協同組合）が有用です。そこには35項目の栄養素について分析され、表示されています。よく使う食品については、その成分含有量を知ることが大切です（41ページ）。また、これらの栄養素の持つ特有な生理的役割と、不足による症状についても知る必要があります（116〜119ページ）。これらはかなりの情報量となりますが、と

図表4：あじを主菜とした朝食例と栄養成分値

材料は調理直前の1人分、調味料は除く

献立	赤群 魚・肉・豆・卵・乳	青群 野菜・果実・海藻・茸	黄群 穀物・芋など
あじの開き	あじの開き　60g	ぶなしめじ20g　赤ピーマン13g	
昆布の煮物	豚もも肉（脂付き）　15g あさり（茹で）　3g	刻み昆布（戻し）　25g 人参　10g	
なすのピリ辛 肉みそかけ	豚ひき肉　10g	なす50g　にんにく　少々	赤みそ5g　しそ油3g トウバンジャン　少々
みそ漬け卵	鶏卵　25g		
おからの袋煮	おから15g　鶏卵10g 油揚げ（油抜き）　15g	人参10g　三つ葉10g 干し椎茸（戻し）20g　生姜　少々	
小松菜のお浸し	かつお節　少々	小松菜（生）　60g	
ごはん・漬物・佃煮	えび佃煮　5g	大根みそ漬け15g　甘酢生姜10g	ごはん　120g
デザート		りんご　60g	

	1食の目安量	使用量(g)	蛋白質(g)	VB₁(mg)	VB₂(mg)	ナイアシン(mg)	VD(μg)	VA(μg)	VC(mg)	鉄(mg)	カリウム(mg)	リン(mg)	カルシウム(mg)	食物繊維(g)	炭水化物(g)	脂質(g)	エネルギー(kcal)
		—	30.0	0.40	0.50	6.0	2.0	210	40.0	4.0	1300	400	300	10.0	84.0	16.0	600
赤群	あじ開き干し	43	8.7	0.04	0.06	1.6	1.3			0.3	133	95	15			3.8	72
	豚もも肉(脂付き)	15	2.9	0.14	0.03	1.1		1		0.1	50	29	1			2.3	34
	あさり(茹で)	3	0.4		0.01					0.4	3	5	2				2
	豚ひき肉	10	1.9	0.06	0.02	0.6		1		0.1	31	17	1		0.1	1.5	22
	鶏卵	35	4.3	0.02	0.15		0.6	53		0.6	46	63	18		0.1	3.6	53
	おから	15	0.9	0.02						0.2	53	15	12	1.7	2.1	0.5	17
	油揚げ(油抜き)	15	2.8	0.01						0.6	8	35	45	0.2	0.4	3.4	44
	えび佃煮	5	1.3	0.01	0.01	0.3				0.2	18	22	90		1.5	0.1	12
青群	ぶなしめじ	20	0.5	0.03	0.03	1.3	0.4		1	0.1	76	20		0.7	1.0	0.1	4
	赤ピーマン	13	0.1	0.01	0.02	0.2		11	22	0.1	27	3	1	0.2	0.9		4
	刻み昆布(戻し)	25	0.2		0.01	0.1		3		0.4	360	13	41	1.7	2.0		5
	人参	20	0.1	0.01	0.01	0.1		136	1		54	5	5	0.5	1.8		7
	なす	50	0.6	0.03	0.03			4	2	0.1	110	15	9	1.1	2.6	0.1	11
	三つ葉	10	0.1		0.01			6	1		64	5	3	0.3	0.4		2
	干し椎茸(戻し)	20	0.6	0.01	0.05	0.4	0.4			0.1	44	9	1	1.5	3.3	0.1	8
	小松菜(茹で)	50	0.8	0.02	0.03	0.2		130	11	1.1	70	23	75	1.2	1.5		8
	大根みそ漬け	15	0.7							0.3	42	12	8	0.5	1.7		12
	甘酢生姜	10								0.1	3		4	0.2	1.3		5
	りんご	60	0.1	0.01	0.01	0.1		1	2		66	6	2	0.9	8.8	0.1	32
黄群	ごはん	120	3.0	0.02	0.01	0.2				0.1	35	41	4	0.4	44.5	0.4	202
	赤みそ	5	0.7		0.01	0.1				0.2	22	10	7	0.2	1.1	0.3	9
	しそ油	3														3.0	28
	赤群合計	141	23.2	0.29	0.29	3.6	1.9	55		2.5	341	279	184	1.9	4.1	15.2	255
	青群合計	293	3.9	0.13	0.20	2.6	0.8	291	40	2.1	916	110	148	8.8	25.3	0.5	97
	黄群合計	128	3.7	0.03	0.02	0.3				0.3	57	51	10	0.6	45.6	3.6	239
	総合計	562	30.7	0.45	0.50	6.5	2.7	346	40	5.0	1314	440	342	11.2	75.0	19.3	591

ても重要であるということを強調しておきましょう。

食品を赤群・青群・黄群に分類

図表5にもあるように、食品の栄養学的個性を見つめて、食品を交通信号のように赤群・青群・黄群に分類しました。主役は赤・青群で、黄群は副次的と考えます。

赤群は、魚介類、豆類、肉類、卵、乳製品で、主に蛋白質の供給源です。その他、ビタミンB_1・B_2・D、ナイアシンなどのビタミン類と、カリウム、リン、鉄、カルシウムなどのミネラルの供給源でもあります。**青群は、緑黄色野菜、淡色野菜、果物、海藻類、茸**で、主にビタミンA・C、食物繊維、カリウム、マグネシウム、ヨードなどの供給源です。最後に**黄群は、穀類、芋類、アルコール、砂糖、油脂**で、主に糖質・脂質などの供給源です。

図表5：栄養素の供給源としての食品群の特色

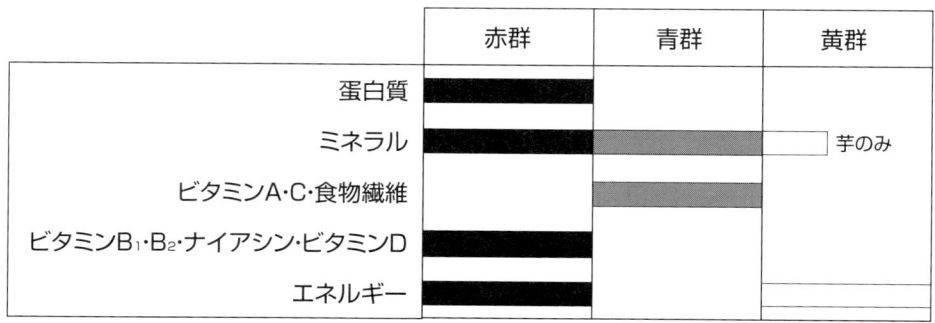

佐藤和子の養生訓

◆病気は無知からもたらされる
◆いかなる病気も基本的には環境への不適合の結果として現れるものと考えられる。したがって、病気からの回復には健康上の阻害因子を環境(外部環境・内部環境)の中に具体的に見いだし、除去することが大切となる
◆治療の主体者は患者自らであり、看護の主役は家族であり、医療従事者は介助者にすぎない
◆健康は手段、お金も時間も手段、人生の目的は、真・善・美を聖らかな心で追求すること
◆健康体の4つのサイン：快食・快眠・快便・心の輝き（暗いと不平を言う前に、進んで灯りをつけること）

健康体であるための4つの基本＝「正しい食生活」

①心を定めること：いつまで、何をして生きていきたいのか、心に絵図面を描ききっておくこと
②睡眠8時間：早寝早起き（遅くとも22時までには休み、6時までに起床）
　　　　　　60代は9時間、70代は10時間、80代は11時間に増やす
③栄養素の整った食事：
　朝・昼・夕食ともにできるだけ均等にいただくこと
　＝イーチ・ミール・パーフェクト（栄養所要量の3分の1を満たすような食品の組み合わせを心がけること）
・重要な栄養素の順位は、1位蛋白質、2位カリウム、3位ビタミンC、4位鉄、5位ナイアシン、ビタミンD、6位ビタミンB_1・B_2・A、カルシウム、リン、食物繊維、7位炭水化物、脂質、エネルギー
・感謝の心で、よく噛んでいただくこと（20分はかけたい）
・食事の時刻：朝食は7時までに、昼食は12時ごろ、夕食は18時ごろ
④適度に体を動かすこと：こまめに体を使うこと

　これらの基本事項は健康の王道を歩むうえで欠くべからざるものです。この各項と現在の生活とのギャップを認識したうえで、自分の人生観における価値の優先順位を再確認し、改善の方向へ行動してほしいものです。体調の悪いときには、従来の生活形態にとどまる限り、回復はありえないものと覚悟しましょう。

【コラム】 ほっとひと息①
人生の質は睡眠で決まる編

　睡眠は"脳のための管理技術"です。ノンレム睡眠（non-rapid eye movement sleep）とレム睡眠があり、ノンレム睡眠は大脳を休ませ、回復させる眠りで、レム睡眠は大脳をノンレム睡眠の状態から目覚めさせる眠りです。健康的で若々しく、長い期間活動したい方は1日に8時間以上、眠りましょう。

　脳は、進化の過程で、迅速な情報処理と機能調節のために発達してきました。睡眠がよくとれなければ、大脳の情報処理能力に悪い影響が出て、うっかりミスや事故が発生しやすくなります。睡眠不足で感じる不快感、意欲のなさは、大脳そのものの機能が低下し、休息を求めていることの現れです。

　良い睡眠がとれると、集中して事にあたることができます。質の良い睡眠が体に高い能力を発揮させ、ひいては質の良い人生につながるのです。

　良い眠りのためには、必ず横になり、大の字になりましょう（血流が良くなり、特に肝臓の血流量が3〜4割も増加し、重要な代謝や解毒、合成がうまくいく）。良質な蛋白質を取りましょう（睡眠を誘発する物質のメラトニンを分泌するため）。

　つい考え事をして眠れない方に、私が実践する良い方法をお教えしましょう。

　そもそも、夜に考えようとするのは、考え違い。解決したいことができたら、すぐにノートに書き出す習慣をつけましょう。ノートに預けることで、体の外に出しておくのです。そして夜「今日も私はよくやった」と褒めて目を閉じます。大脳がよく休んだ朝、ノートを開き、考えます。不思議と、思いもよらぬアイデアが浮かぶものです。「考え事はお日様と一緒に」と覚えてください。

　忙しい人ほど、眠るべき8時間を削るのではなく、残りの16時間をいかに集中して使うかに力を入れ、時間になったら"潔く"眠ることが大切です。

第2章 予防の要は食生活にあり

1 日常の病からの回復

風邪さえひかない食生活

「風邪(かぜ)は万病の元」といわれますが、本当に風邪らしき状況から拡張型心筋症と診断されて緊急入院した方や、白血病、悪性リンパ腫、川崎病、Ⅰ型糖尿病などと診断された方々もいます。風邪というありふれた症状だけに深刻な病気が隠されているとは考えないのが通常です。私は風邪ひとつひかない食生活は、現に存在していると思っています。それが「正しい食生活」の実践です。

インフルエンザの季節になると急に予防接種に走ったり、花粉の飛散時期になるとその量に一喜一憂(いっきいちゆう)する方も多いでしょう。花粉が問題なのではなく、免疫力が低下している私たち人間に問題があることを自覚することが大切です。

"横綱格"の重い花粉症を克服

ある教師（女性）の方は、授業中にティッシュペーパー1箱も使ってしまうほどの花粉症で、1年のうち4か月間は苦しみ、医者から"横綱格"といわれていました。しかし、私の学習会に参加して、朝食のビタミンCの著しい不足と蛋白質をはじめとした栄養素の不足に気づき、改善したところ、短期間で完治してしまいました。同様に、メニエール氏病、膝(ひざ)関節炎、水虫までもが完治しています。

また、営業部長（男性）は、重症の花粉症でしたが、やはり食生活に大きな問題があることが判明し、朝食から改善したところ、すぐに完治。翌年は例年の3倍以上の花粉量でしたが、まったく症状が出ませんでした。

私は昔の人の言葉を大事に思っていますので、ぜひ皆様にも**「朝のビタミンCは金、昼は銀、夜は鉛」**を記憶していただきたいと思います。特に朝食が大事で、時刻は7時までに食べること。なぜならば、ステロイドホルモンの合成にはビタミンCが必要ですし、その分泌は朝の一定時間（8時～10時）に活発に行われるからです。花粉症の方はビタミンC不足が著しいのが実情です。また、ビタミンCは"ウィルスキラー"ともいわれ、インフルエンザの予防にも重要です。

アトピー性皮膚炎で包帯交換に2時間以上かかった女性

　アトピー性皮膚炎の方も予防と克服が可能です。必須脂肪酸のω3系（α-リノレン酸）不足、ビタミンD不足が著しく、栄養摂取不足の誤った食生活が原因だからです。昔からいわれるように、魚は頭を良くする食品です！

　妊娠中と授乳期、そして0歳～5歳まではビタミンDの必要量は成人の4倍と多いこと、しかも、ビタミンDは主に魚からしか摂取できないことを知らない方に発症していることを強調しておきます。なお、ω3などの必須脂肪酸については、本書のコラム「ほっとひと息②　油の選び方編」（52～53ページ）を参考にしてください。では、事例を示しましょう。

　女子大学生の例です。この方は三姉妹の二女で、ひどいアトピー性皮膚炎を患っており、躯幹（胴体）に包帯を巻き、その交換には2時間以上かかっていました。私の講演テープを聴いた母親から直接指導を頼まれました。詳細を聞いて納得したのは、次のようなことでした。

　「海辺近くに住み、魚中心に食べていたときに生まれた長女は皮膚のきれいな子でした。夫の東京転勤で千葉の東京寄りに移住。魚が臭く感じられて食べたくなくなり、肉中心の食事となりました。そのころに生まれた二女は、母乳を飲んだ途端に赤疹が出て、アトピー性皮膚炎と診断されました。4年後、転勤が終了し、元の住居に戻り、魚がおいしいのでしっかり食べて生まれた三女は、美しい皮膚の子になったのです」

　この二女は東京で大学生になっていて、ファストフード中心の食生活。皮膚

は1か月間で入れ替わり、肝臓も1か月で96％も入れ替わることを伝え、冬休みも近かったので帰省して1か月間、毎食に魚を食べてもらったところ、美しい皮膚となって喜ばれました。ところが東京に帰ると再びファストフード中心の食事に戻り、アトピーが再燃してしまいました。食事の内容次第であることを深く自覚することができ、その後は積極的に食生活を改め、完治できました。

1か月でアトピーが治った24歳女性

この女性とは講演会場で出会い、「すでに600万円以上をアトピーの治療代に使ったのに、治らないので助けてほしい」と頼まれました。大阪や福岡、高知、北海道などへ、評判を頼りに受診したそうですが、良くならず、ステロイド剤の使用中で副作用のムーンフェイスになっており、躯幹には包帯が巻かれていました。食生活を尋ねたところ、起床は9時過ぎ、朝食はなく昼食と兼用でパン、コーヒー、サラダ少々、夕食は肉中心で魚は皆無、就寝は0時過ぎという、誤ったものでした。

そこで、魚中心に、しかも夏だったので、5時半には太陽が昇っていましたから、朝日に挨拶(あいさつ)するように助言。ステロイドホルモンの生合成のためには、朝食は7時までに済ませること、ビタミンCは朝こそ金の値打ちがあること等々、「正しい食生活」の実践を勧めました。本気で実践し、1か月後に完治したことを聞きました。出会ってから2か月後に再び会いましたが、ムーンフェイスもすっかり消え、別人のようでした。その後まもなく結婚し、健康な赤ちゃんに恵まれ、喜ばれています。

このように、一見ありふれた病気も元をたどれば、誤った食生活に起因しています。日ごろから「正しい食生活」を実践していると、病気に負けない健康な体を維持することは可能です。また少しでも体調が悪いときは、自分の現状を私の開発した**「ミラー」**（食生活分析診断）という手法で分析してみれば、鏡に映すがごとく、どこがどのように誤っているのかが明らかになります。素直な心で、「正しい食生活」に改めれば、健康の回復が得られます。体の成分は絶えず入れ替わっていますので、食生活が重要なのです。

2 「生活習慣病」は予防も克服も可能

死の四重奏

　糖尿病、高血圧症などは、典型的な誤った生活習慣によって発症するので「生活習慣病」と呼ばれるようになりました。中高年の方々の病気の中では糖尿病・高血圧症が比較的多く見られ、また相談を受ける機会も多いので、これらの病気を中心に「生活習慣病」の予防と克服について述べます。

　食生活の誤った習慣、特に、朝食軽視で夕食偏重（夕食の時刻も遅く、過食）、むらの大きい食生活（朝昼夕の食事が著しく不均等で不規則）など、体が消費するより過剰に食べてしまった場合には、取りすぎた蛋白質・脂質・糖質はすべて脂肪に変えられて蓄積され、肥満を招きます。肥満を契機に、高血圧症・糖尿病・高脂血症などが続発して合併することが多く、死亡率も相乗的に高くなります。そこで、これらの4つの病気、すなわち肥満・高血圧症・糖尿病・高脂血症をまとめて"死の四重奏"と称します。

　肥満は病気の元凶！と心得て、適正体重を維持しましょう。

適正体重の維持

　自己の肥満チェックにはBMI（Body Mass Indexの略）が有用です。体格指数といわれ、「体重（kg）÷身長（m）÷身長（m）」で計算できます（図表6）。体格指数が22の人が有病率・死亡率ともに最も低く、23の人では、22の人に比べて1.5倍、24の人では3倍となるので22±0.5近くを維持しましょう。26以上は肥満、18以下では極度のやせすぎです。

```
180cm (71.2 ± 1.6kg)
170cm (63.6 ± 1.5kg)
160cm (56.3 ± 1.3kg)
150cm (49.5 ± 1.1kg)
```

図表6：BMI 22±0.5を示す身長と体重の関係

正しい減量の仕方

　肥満から適正体重に戻すには、後述する「正しい食生活」を基本においた減量の仕方（38～41ページ）をお勧めします。1か月 6kg くらいの減量は容易であり、しかもリバウンドもなく、健康的に若々しい体に回復できると喜ばれています。その方法とは、まず、現在の食生活の様子を私どもの食生活分析用紙に記入し提出する（ミラー：食生活分析診断を受ける）と、まさに鏡に映し出すがごとく、客観的に自分の食生活の様子が見えるので、どの点をどう改善すればよいのかがわかります。

　改善の第一歩は、「生活リズムを正す」ことであると強調したいと思います（睡眠あっての食事ですから……）。そのうえで、食事を整えることです。食事の内容は、主役は赤群・青群で、黄群は副次的と考えることが基本です。

　例えば、23ページにある"あじを主菜とした朝食例"を参考に解説すると、この食事では、赤群からの蛋白質量が 23.2g と十分に取れるので、ごはん 120g だけを食べなければよいのです。もし量が欲しいのであれば、青群の食品の量を増やすとよいのです。すると、この食事のエネルギーは約 390kcal と減少しますが、重要な栄養素の蛋白質をはじめとしてビタミン・ミネラルなどは十分に取れるので、脂肪は燃え、減量もできて、体調も良くなります。当然といえば当然のことです。

　この方法を使って半年間で約 50kg の減量に成功し、体を動かすことすら困難であった患者が、バドミントンを楽しめるようになったという嬉しい報告を、知人の医師から受けました。

糖尿病・高血圧症は企業人の勲章？

　かつて、故池田勇人首相が所得倍増政策を打ち出し、活発な経済活動を促しました。そのころから企業のトップやリーダーには、肥満から糖尿病・高血圧症等に罹患する人が多くなり、内科医の方々は「糖尿病は贅沢病だ！」との認識を表明し、カロリーばかりを重視した食事療法を導入して治療にあたって

きました。あれから50年以上が経過しましたが、事態は少しも好転していません。むしろ、悪化しています。

現行の食事療法の効果は極めて悪く、合併症を続発しやすいのです。糖尿病で治療中の237万人の中から、毎年9000人が腎不全による人工透析患者となり苦しんでいます。透析費用は1人につき、年間約1000万円です。

実は、糖尿病を"贅沢病"とするのは誤りです。ホルモンであるインスリンの感受性が低下したり、必要な量のインスリンを作り出せなかったりすることが糖尿病の本質です。接待も多くて過食になりやすいことや、夕食偏重・朝食軽視・睡眠不足等々、**誤った食生活こそが発症の原因**です。インスリンは人間の体の中で1日に約40単位合成していますが、それ以上の合成はできないので、上手に使わねば"境界型糖尿病"として現れ、ついには真性の"糖尿病"となってしまいます。インスリンの合成に必要な栄養素に不足があれば、合成が低下するのは当然です。また、過食による脂肪増で血管壁を狭めたり、睡眠不足による消化器系の血管収縮などによって、膵臓への血流を悪くすることもインスリン合成を低下させる要因となります。

一方、高血圧症も肥満から続発する場合が多いのですが、睡眠不足によって招かれると理解するほうが本質と思います。前に述べたように、睡眠不足で細小動脈の括約筋（リング状の筋肉）が収縮して、脳と消化器への血流減少を招くとともに拡張期血圧（最低血圧）の上昇を招きます。これが高血圧症の姿であり、高血圧症の初期ならば睡眠不足を正せば回復してしまうのはそのためです。

「正しい食生活」の実践——それが予防と克服の解決策

健康を支える「正しい食生活」をいかに実践するかが、健康と病気の分かれ道です。体はとても速い速度で入れ替わっているので、正しい食生活を実践すれば、病気の予防も克服も可能となるのは当然です。

いつもベストコンディションを維持して活躍できるように、「ミラー」（食生活分析診断）を一度受けることをお勧めします。

③【適切な減量①】病気の予防・回復のためにも適正体重を

なぜ、肥満に？

　肥満は多くの病気の元凶となっています。肥満に悩む方は、「正しい食生活」による方法で速やかに減量されることをお勧めします。ある若いAさん（男性）の減量体験を、ご夫妻の協力のもとにお便りを交えてご紹介しましょう。

　まず、体重とBMI（体格指数）の推移を図表7に示します。ご主人のAさん（36歳）は中学時代、毎日サッカーをしていたのでスリムでした。高校ではサッカーをやめましたが、1日4食の食生活は変わらず、体重は10kgも増えました。大学では朝食抜きの2食と夜食で太りました。就職後、平日の朝食は過食気味、昼食は社員食堂で、夕食は帰宅が遅いために欠食することが多く、食べても23時と遅かったようです。金土日はビールを1.5ℓと過食でさらに太りました。肥満を招いた原因は、活動量以上に過食していたことと、むらの大きな食べ方になっていたことなどに求められました。しかも就寝時刻は午前0時過ぎで、睡眠時間は短く、休日は起床時刻が遅く朝食抜きとなっていました。いずれ病気を招くと心配される、とても誤った食生活でした。

「正しい食生活」による減量の成果

　次に、減量の推移を図表8に示します。100日余りで71.5kg（BMI 26.2）から60kg（BMI 22）へと順調に減量できました。その後、10年が経過していますが、現在も60kgを維持しています。

　ここで、少しでも肥満に悩む方のお役に立てばと、Aさんの奥様がまとめられた文章から抜粋して紹介します。

　――「肥満」についてのビデオを見終わったとき、このままでは夫は必ず病気になる。すぐに正しい食生活を実践しようと思いました。その晩、夫と話し

図表7：体重とBMIの推移
「正しい食生活」を始めた36〜37歳の間に急激な減量に成功

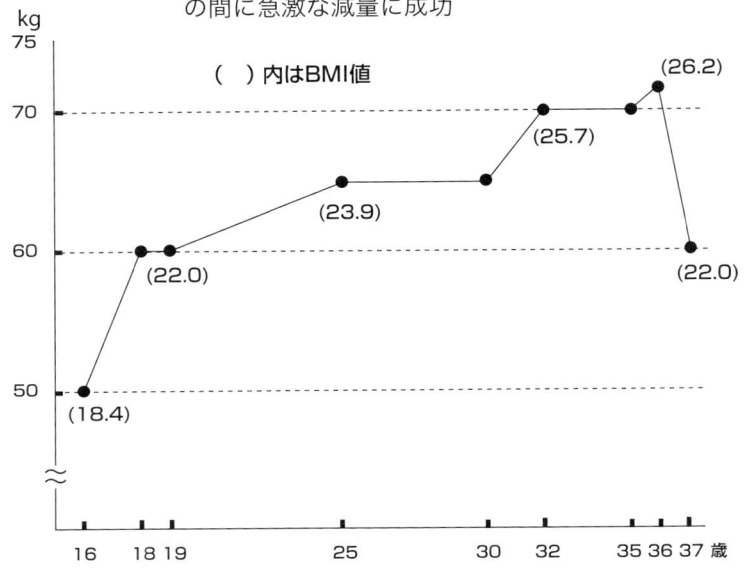

（　）内はBMI値

- 16歳：50kg (18.4)
- 18歳：60kg (22.0)
- 19歳：60kg
- 25歳：65kg (23.9)
- 30歳：65kg
- 32歳：70kg (25.7)
- 35歳：70kg
- 36歳：72kg (26.2)
- 37歳：60kg (22.0)

合い、2人で協力して体重60kgを目標に正しい減量をしよう！ と決めました。最初に「ミラー」（食生活分析診断）を受けました。結果は予想どおり、メチャメチャでした。しかし、「ミラー」を受けたおかげで、どこをどのように正せばよいのか、ずいぶんと参考になりました。

　具体的にはまず睡眠時間の確保。夜10時には寝ること、8時間睡眠を心がけました。次に食生活の改善です。毎食、過不足なく栄養を取れるように『ベストメニュー集』と『栄養素の整ったお弁当』（ともに煥乎堂）を参考に献立を作り、調理しました。すばやく調理できて、しかも栄養のバランスが整っているのでお勧めします。少し慣れてくるとメニューを使い回したり、よく使う食材の栄養成分値を冷蔵庫に貼ったりして活用しました。朝食は自宅で、昼食と夕食はお弁当を作って夫に持って行ってもらいました。私の分も一緒に調理することは最初は大変でしたが、1週間もすると、当時、8か月の子供を育てていて授乳中だった私には、このほうが栄養満点で毎食作るよりも楽でした。

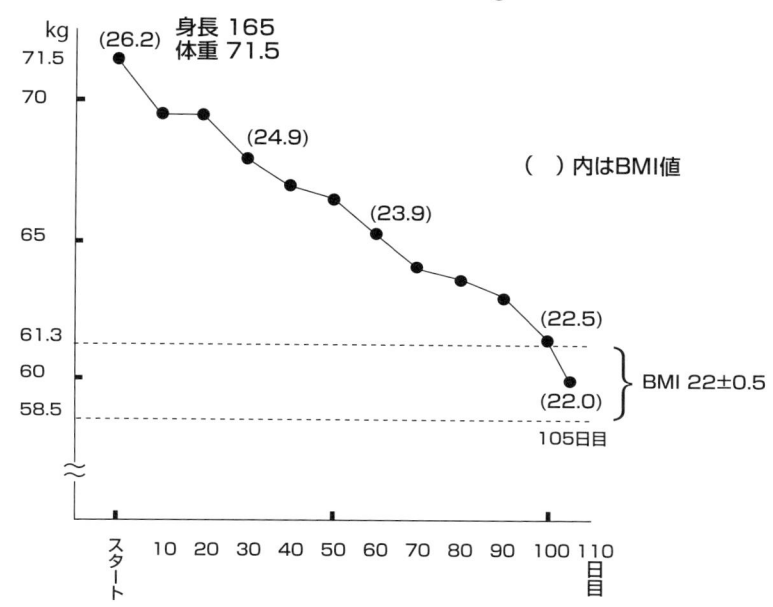

図表8：減量の推移
100日余りで60kgに

食生活で以前と大きく変わったことは、食事の内容（赤群の過剰を適量に、青群は増量、黄群は減量）と、よく嚙んで20分はかけたこと、夕食を18時に早めたことです。体重は毎日朝食前に測定し、グラフに書き込みました。これが私たちの励みになりました。減量は無事に終わりましたが、家族の健康のために「正しい食生活」は、これからも続けていこうと思います——。

　Aさん夫妻の喜びの報告でした。食生活を大きく変えただけでも、これだけの成果があるのです。

改善前と改善後の食生活

　では、実際の食生活を見てみましょう。改善前の休日の食事を調べると、図表9に示すように、明らかに過食となっていました。例えば蛋白質量を見ると、

1食30gが目安ですが、朝41g、昼39g、夕69g、1日量149gで1.6倍も多く、特に夕食は2食分に相当していました。エネルギー量を見ると、1食600〜650Kcalで十分ですが、朝584 kcal、昼1044 kcal、夕1318 kcal、1日量2978 kcalと、これも1.5倍以上の過剰摂取となっていました。

　改善後のある日の食事を見ると、図表10に示すように、蛋白質量は朝30g、昼31g、夕35g、1日量96gと適量になっており、黄群が減りエネルギー量も減少。献立とグラム数を（）内に赤群／青群／黄群の順に示します。

　朝食は焼き魚・サラダ・みそ汁・果物（うるめいわし42・ヨーグルト200／つるむらさき45・冬瓜(とうがん)50・トマト30・ごぼう20・桃100／みそ3）。

　昼食は魚の竜田揚げ・ごまあえ・煮物3品・サラダ・果物（マグロ65・卵25・大豆20・鶏レバー10・チーズ10・ごま4／チンゲンサイ50・オクラ50・三つ葉30・トマト30・椎茸(しいたけ)25・キウイフルーツ75／じゃが芋30）。

　夕食は焼き魚・煮物2品・サラダ・焼き物2品（鮭55・ハム40・大豆30・卵25／なす100・ブロッコリー30・トマト30・絹さや30・玉葱(たまねぎ)20・人参(にんじん)5・ひじき35・平茸20）という内容でした。

　この奥様から次のようなお便りもいただきました。

　――「正しい食生活」を実践し、続けることができるのは、夫が肥満だったおかげです。私たちは特別なことをしたわけではありません。皆、毎食食べているし、毎日寝ます。正しい食べ方に変えるだけで健康になれるのです。私はご指導を受け、ただ実践しただけです――。

第 2 章　予防の要は食生活にあり

図表 9：A さんの改善前
すべてにおいて過剰摂取

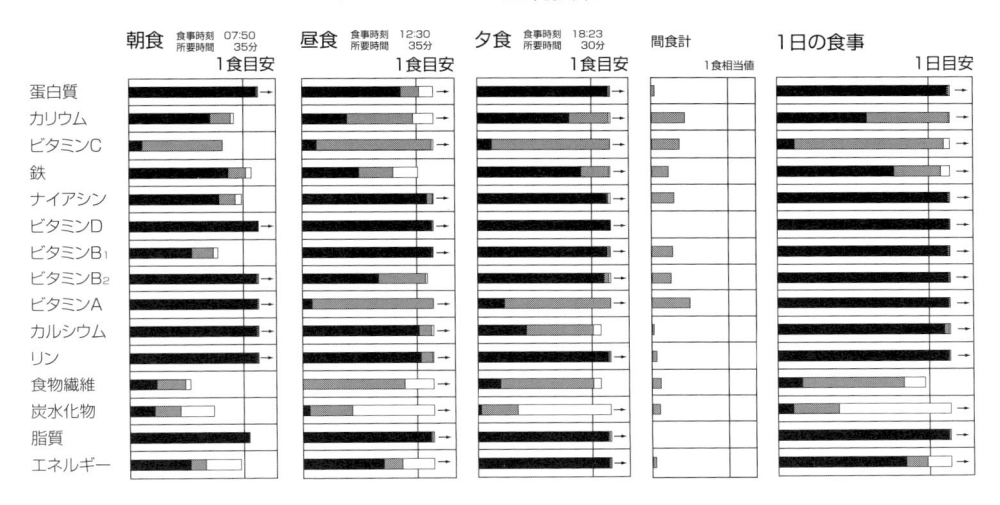

図表 10：A さんの改善後
エネルギーは減少しつつ、必要な栄養素は取れている

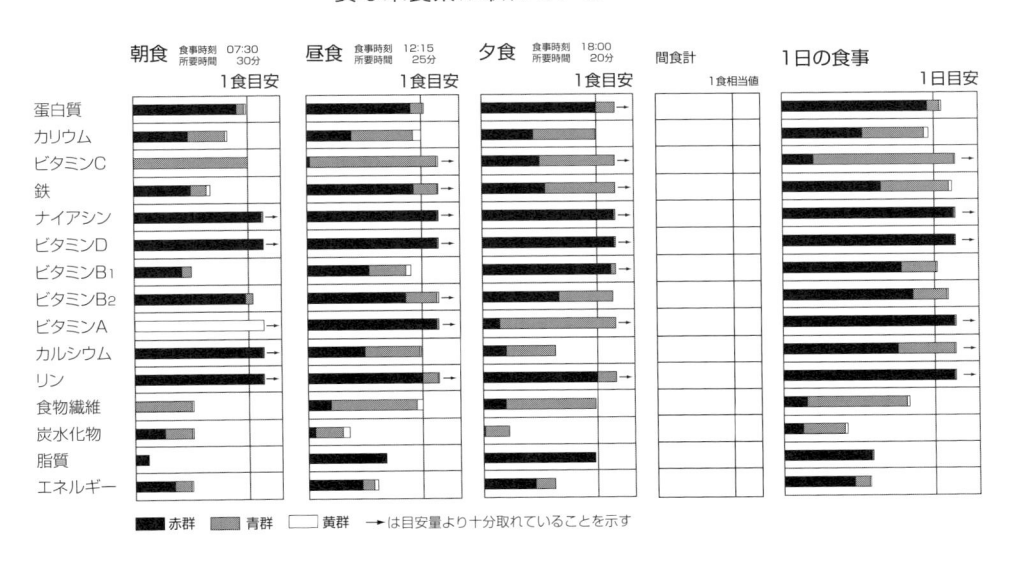

■赤群　■青群　□黄群　→は目安量より十分取れていることを示す

4 【適切な減量②】「正しい食生活」を基本においた減量の仕方

減量は自ら行うもの

　ここでは、減量のコツについてお伝えしましょう。肥満から適正体重に戻すには、前述のように「正しい食生活」を基本にした減量の仕方をお勧めします。1か月に6kgくらいの減量は容易であり、しかもリバウンドもありません。健康的に若々しい体に回復できると、体験者の評価は高いのです。これは当然のことです。この減量法は、「正しい食生活」に足場を置いて、**自分自身のために自らが行うもので、決して他人にやってもらう類のものではない**からです。

　「正しい食生活」は、前述のとおり①いつまで何をして生きたいのか、心を定めたうえで、②早寝早起き8時間の睡眠の確保と、③イーチ・ミール・パーフェクト（毎食均等、しかも不足成分のないように整えた食事）、④こまめに体を使うこと、の4つの柱から成り立ちます。

　では、減量をされる方のために手順とコツなどについて少し述べましょう。

ミラー（食生活分析診断）を受ける

　何はともあれ、「ミラー」（食生活分析診断）を受けることから始まります。「ミラー」は、髪や服装を鏡（ミラー）に映してチェックするように、普段の生活の様子を、食生活を中心にありのままに映し出して、生活習慣の誤りがどこにあるのかを客観的にチェックし評価するものです。「正しい食生活」の4つの柱のうちの「心を定めること」以外の点検に極めて有用です。これなくして安全な減量は望めないといっても過言ではありません。現在も過去も分析できるので、なぜ肥満になったのか、どの点をどう改善すればよいのかが明確となるからです。

生活リズムを正すこと――早寝すること

　改善の第一歩は早寝早起きの正しい生活に改めることです。睡眠あっての食事なのです。夕食に偏りすぎて、なおかつ夕食時刻も就寝時刻も遅すぎる人々に肥満が多いので、減量の際は、自宅療養中と心得て、入院中と同様に21時の消灯をめざすと効率が増します。十分な睡眠をとると朝食がおいしくなり、集中力は増し、仕事の能率も上がり、善の循環が回りだすものです。ポイントは早寝早起きにあります！

黄群を減らし赤・青群でイーチ・ミール・パーフェクトを実践

　次に食事の質の改善となります。食事の内容は、主役は赤群と青群で、黄群は副次的と考えることが基本です。食品には栄養学的個性があるので概略を図表5（24ページ）と図表11、図表12に示します。肥満者は、すでにエネルギーを持ちすぎなので、食事からのエネルギーを減らすのは当然です。しかし、体の構成成分は絶えず速い速度で入れ替わっているので、体の機能を円滑に保つためには、蛋白質をはじめビタミン・ミネラル等の栄養素は、肥満でない人と同程度かそれ以上の補給が不可欠です。ここがポイントです。したがって、これらの栄養素をしっかり含んだ食事であることが重要です。私どもはすでに栄養素を整えた具体的な献立例を500以上も紹介していますから、少し注意して真似て食べればよいので、簡単です。本書でも、ところどころで紹介しています。

　家族と同じ栄養素の整った献立でかまいませんが、実施上の注意点を挙げると次のようになります。

　①意識して、ごはんとパン、めん類を除外する（基本中の基本）
　②魚は脂の多いもののほうが良い
　③肉は赤身とし、ばら肉の脂は除く
　④野菜・果物・海藻・茸は、特によく噛む
　⑤ビタミン・ミネラルは多めに取る

⑥フライ・天ぷら等の揚げ物、マヨネーズやドレッシング類はやめる
⑦食事の時刻は、朝食は7時までに、昼食は12時、夕食は18時ごろにする。仕事を中断してでも適切な時刻に食事を取ることが肝要
⑧体重は毎日、定刻に測定してグラフに表す

このようにすると、日に日に減量が進み、体調も良くなります。

外食を利用する際の心得

　外食を利用する際には、応用問題を解くようなつもりで前述の注意点を思い起こして対処します。一般的に外食では青群が少なく、ビタミン・ミネラルに著しい不足が生じます。黄群は多すぎてエネルギーが高いので、黄群はじゃが芋・里芋・長芋以外は食べないで、おかずだけを食べます。青群については、補給するなどの対応が必要です。**食品の重量（グラム）がわかる能力を磨く必要性を**強調しておきたいものです。

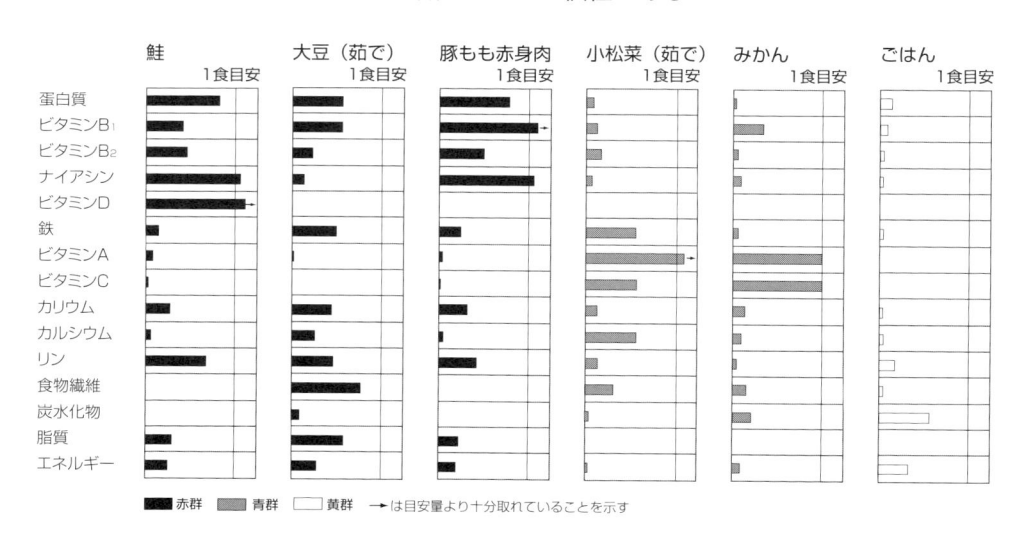

図表11：食品100gあたりの栄養成分値
含まれる栄養素は食品それぞれに個性がある

図表12：1食の目安値と100gあたりに含まれる栄養素

1食の目安値	蛋白質(g)	VB1(mg)	VB2(mg)	ナイアシン(mg)	VD(μg)	鉄(mg)	VA(μg)	VC(mg)	カリウム(mg)	カルシウム(mg)	リン(mg)	食物繊維(g)	炭水化物(g)	脂肪(g)	エネルギー(kcal)
	30.0	0.40	0.50	6.0	2.0	4.0	210	40	1300	300	400	10.0	84	16	600
赤群															
鮭	22.3	0.15	0.21	6.7	32.0	0.5	11	1	350	14	240	0	0	4	133
さんま	18.5	0.01	0.26	7.0	19.0	1.4	13	0	200	32	180	0	0	25	310
煮干し(いりこ)	64.5	0.10	0.10	16.5	18.0	18.0	0	0	1200	2200	1500	0	0	6	332
大豆(茹で)	16.0	0.22	0.09	0.5	0	2.0	1	0	570	70	190	7.0	10	9	180
納豆	16.5	0.07	0.56	1.1	0	3.3	0	0	660	90	190	6.7	12	10	200
木綿豆腐	6.6	0.07	0.03	0.1	0	0.9	0	0	140	120	110	0.4	2	4	72
豚 もも肉	22.1	0.96	0.23	6.6	0	0.9	3	1	370	4	220	0	0	4	128
豚 ばら肉	14.2	0.54	0.13	4.6	0	0.6	10	2	250	3	140	0	0	35	386
鶏 もも肉(皮付き)	16.2	0.07	0.18	5.0	0	0.4	39	3	270	5	160	0	0	14	200
牛 もも肉	18.9	0.09	0.20	5.6	0	1.0	0	1	310	4	160	0	1	18	246
鶏卵	12.3	0.06	0.43	0.1	3.0	1.8	150	0	130	51	180	0	0	10	151
普通牛乳	3.3	0.04	0.15	0.1	0.3	0	39	1	150	110	93	0	5	4	67
青群															
小松菜(茹で)	1.6	0.04	0.06	0.3	0	2.1	520	21	140	150	46	2.4	3	0	15
ほうれん草(茹で)	2.6	0.05	0.11	0.3	0	0.9	900	19	490	69	43	3.6	4	1	25
大根	0.5	0.02	0.01	0.3	0	0.2	0	12	230	24	18	1.4	4	0	18
ひじき(戻し7倍)	1.5	0.05	0.15	0.4	0	7.8	78	0	628	200	14	6.1	8	0	19
生椎茸	3.0	0.10	0.19	3.8	2.0	0.3	0	10	280	3	73	3.5	5	0	18
温州みかん	0.7	0.10	0.03	0.3	0	0.2	170	32	150	21	15	1.0	12	0	46
りんご	0.2	0.02	0.01	0.1	0	0	3	4	110	3	10	1.5	15	0	54
黄群															
ごはん	2.5	0.02	0.01	0.2	0	0.1	0	0	29	3	34	0.3	37	0	168
食パン	9.3	0.07	0.04	1.2	0	0.6	0	0	97	29	83	2.3	47	4	264
じゃが芋(水煮)	1.5	0.06	0.03	0.8	0	0.4	0	21	340	2	25	1.6	17	0	73

5 【適切な減量③】減量のための献立例

減量の食事はおいしくない？

　これまで多くの方の減量に協力してきましたが、その際によく質問されたことは「減量の食事っておいしくないんでしょう？」というものでした。肥満になった方々は、いつもおいしい料理をお腹いっぱいに食べてきたので、減量するには粗末な食事をしなければならないと思い込んでいることを知り、驚きました。そこで、おいしい料理を毎食に食べて、スリムに戻りたいと願う方も安心して実践できるよう、具体的な献立例を紹介して、理解を深めていただきたいと思います。

調理技術に自信のない場合

　ここでは、簡単に作れる朝食の献立例をご紹介します（図表13）。
　まず和食の献立例は、ビタミンB_1の少ない"さんま"とB_1の多い"豚肉"を組み合わせて納豆を加えたものです。赤群（魚・豆・肉・卵・牛乳）と青群（緑黄色野菜・淡色野菜・果物・海藻・茸）を中心に作成し、黄群では里芋はカリウムが多くエネルギーもごはんの半分以下なので使用します。じゃが芋・長芋も同類と考えてよいのです。
　一方、洋食の献立例は、卵・ハム・牛乳・木綿豆腐・塩豆を使い、サラダは簡単な調理法となっています。両方とも重要な栄養素の蛋白質・ビタミン・ミネラル・食物繊維はすべて満ち足りていて、エネルギーだけが400kcal前後と少なくなっています。
　このように食品の栄養素の含有量の特性を生かして、食品をグラムどおりに用意すればよいのです。その食品をどのような調理法で食事に仕上げるかは、その人の考え次第です。調理技術に自信のない場合には、旬の食品を活用するに限ります。生・焼く・炒める・煮るなどの簡単な調理技術で、結構おいしく

食べることができるものです。

　私どもの提示したこのような簡単な献立例を活用して、「正しい食生活」に改め、164cm・81.3kg・BMI（体格指数）30.2 の 40 代女性（職業人かつ社長夫人）は、100 日間で 14.3kg 減量の 67kg（BMI 24.9）、8 か月間で 21.9kg 減量の 59.4kg（BMI 22.1）と適正体重に戻り、11 年を経過した現在も 59kg 台を維持しています。家族の健康管理はもちろんのこと、調理技術を磨き、近隣の人々の健康管理に積極的に貢献してくださっています。嬉しいことです。

図表13：肥満者のための献立例
重要な栄養素を満たし、黄群だけが少ない

和食の献立	赤　群	青　群	黄　群
焼き魚（さんま）	さんまの開き　70g		
豚肉のみそ炒め	豚もも肉　30g	チンゲンサイ　80g 竹の子　30g	赤みそ　5g
納豆	納豆　40g かつお節　1g	長葱　3g	
みそ汁		人参　10g 大根　20g	里芋　30g みそ　8g
漬物		かぶの葉糖漬け　20g	
果物		キウイフルーツ　70g	

洋食の献立	赤　群	青　群	黄　群
オムレツ	鶏卵　70g ボンレスハム　20g	さやいんげん　60g えのき茸　30g	バター　2g
豆腐のステーキ	木綿豆腐　100g かつお節　2g		バター　3g
サラダ		アスパラガス40g　胡瓜　50g トマト50g　レタス50g	（ノンオイルドレッシング）
低脂肪牛乳	低脂肪牛乳　100g		
果物　塩豆	塩豆　10g	キウイフルーツ　80g	

43

接待などで外食の多い場合

　基本は"健康のための食事とは、1食にどのくらいの食品の量と質を揃えればよいのかを知っていること"にありますので、朝食からきちんとした食事を取っていれば、外食を利用する際にもそう困りません。普段から、食品のグラム数がわかる能力を育てておくことが大切です。

　かつてあるホテルで、「正しい食生活」のための「健康を支える栄養学講座」を2泊3日で開講したことがありました。2月の献立例を掲載してみると図表14のとおりです。朝食と夕食は和食、昼食はフランス料理です。別の日には夕食にフランス料理、昼食に中華料理や炭火焼き料理などとすべておもてなし料理です。料理人の方々の絶大なる協力により実現したもので、参加者は舌鼓を打ちながらの学習でした。減量を希望して参加した小学6年生の少年は「減量の仕方がよくわかりました。必ずやります」と言って帰り、1か月で念願の6kgの減量に成功しました。そして「体が軽くなって動きが良くなり、テニスの大会に出場できた」と喜びを伝えてくれました（肥満の子供たちはこのやり方で身長が伸び、集中力も向上しています。いかに安全なものかが実証済みです）。

　図表14の料理のグラム数に注目してください。赤群は150g前後ですが、青群は300〜400gと多いのです。一方、黄群は100g前後と少ないのです。減量する際には、ごはんとパンを食べないだけで1食400〜500kcalぐらいになり好都合です。

　これに対して、一般的なホテルや料亭でのおもてなし料理の傾向を述べると、図表14の献立に比べて赤群は倍量以上、青群は3分の1〜4分の1量と少なく、黄群も倍量と多いのです。栄養素で見ると、蛋白質・リン・エネルギーは極端に多すぎ、ビタミン類の不足が目立ち、カリウム・鉄・カルシウム・食物繊維などは著しく不足した食事となっているといっても過言ではありません。肥満を招いて当然の食事！　と知的に判断して対処するには、やはり食品のグラム数がわかる能力が不可欠であることを強調しておきたいと思います。

図表14：2月の献立例

すべておもてなし料理。赤・青群はしっかり取って、黄群は少ない

朝 食	赤 群	青 群	黄 群
小鉢	なまこ　3g	えのき茸　10g 小松菜　50g	（ポン酢）
焼き魚	銀鮭　50g	レモン　7g はじかみ生姜　3g	
煮物	鶏ささ身　10g	大根 20g　椎茸 15g 人参 10g　チンゲンサイ30g ごぼう　10g	
酢の物	かに　10g	胡瓜10g　わかめ10g えのき茸　10g	
厚焼き卵	鶏卵　50g 煮豆　10g	大根おろし　20g	
サラダ	ごま　3g	レタス10g　ブロッコリー30g 胡瓜10g　玉葱 10g 人参　5g	（和風ドレッシング）
みそ汁	豆腐　15g	チンゲンサイ　10g なめこ　5g	みそ　6g
煮干し	煮干しの粉　3g		
ごはん 漬物		白菜漬け　20g 胡瓜漬け　10g	ごはん　100g
果物		パイナップル　30g キウイフルーツ　40g	

昼 食	赤 群	青 群	黄 群
にじますのムニエル アーモンド風味	にじます　50g 骨　10g アーモンド　5g	パセリ2g　トマト20g かぶ15g　かぶの葉5g ブロッコリー　10g	しそ油　3g
そらまめの クリームスープ	そらまめ　30g 牛乳　50g 生クリーム　5g	玉葱10g　人参 10g セロリ10g　長葱 10g トマトペースト3g　椎茸 10g	
ビーフシチュー 温野菜添え	牛ばら肉　40g	玉葱10g　人参 20g セロリ10g　長葱 25g トマト20g　チンゲンサイ40g クレソン5g　オクラ 5g	
さつま芋の冷麺 サラダ仕立て		レタス10g　ラディッシュ 5g わかめ 3g　いちご20g キウイフルーツ　20g	さつま芋　30g 強力粉　5g ワインビネガー　3g
野菜の トマトゼリー寄せ	（ゼリー）	トマトジュース40g　セロリ10g 人参10g　ひじき 3g ピーマン5g　パイナップル30g キャベツ　15g	
フランスパン			フランスパン　40g

夕食	赤 群		青 群		黄 群	
前菜	背こう蟹子 鶏卵 ほたるいか	5g 5g 10g	竹の子 ふきのとう	5g 2g	みそ	1g
小鉢 (小松菜のごまあえ)	ごま 桜えび	3g 3g	小松菜	25g		
揚げ物 (竹の子のはさみ揚げ)	鯛	10g	竹の子 ししとう	20g 5g		
焼き物 (銀鱈幽庵)	銀鱈	50g	はじかみ生姜 菜の花	5g 10g		
煮物			舞茸 春菊	7g 15g	里芋 あわ麩	20g 15g
蒸し物 (竹の子身丈)	はも	25g	竹の子 生姜	35g 3g		
しめじごはん	鶏ささ身 鯛の骨粉	8g 3g	しめじ ごぼう	15g 5g	ごはん	80g
豚けんちん汁	豚もも肉	30g	人参 5g　大根 20g 大根葉5g　ごぼう10g		みそ	6g
香の物			かぶ塩漬け　　　10g かぶ葉塩漬け5g しば漬け10g			
デザート			いちご キウイフルーツ	30g 30g	(オレンジリキュール)	

6 【適切な減量④】健康のために動き出した保養所の取り組み

もう1つの栄養失調

　近年、WHO（世界保健機構）は「肥満はもう1つの栄養失調である」といって警鐘を鳴らしています。三十数年来、このことを言い続けてきた私にとって、共通の認識が得られたことの喜びは大きいです。しかし、本来、なぜ肥満になるのか、どのようにして速やかに減量するか、健康にはどのような手入れが必要なのか、等についての共通の認識はいまだ十分に得られているわけではありませんので、もうしばらく1人で頑張らねばならないとの思いは強くなります。

幸いなことに、某製薬会社の保養所では平成15年（2003）の夏以来、「イーチ・ミール・パーフェクト」を取り入れ、社員と家族の健康づくりに大きく貢献する体制ができつつあるので、これを話題として減量についての締めくくりとします。

ある保養所の取り組み

　琵琶湖を見下ろす高台にその保養所はあります。これまでは、利用する方々が喜ぶとのことでおいしさの追求のみに終始し、夕食は2食分に相当する程の赤群と少量の青群を使った典型的な会席料理でした。朝食は赤・青群ともに少ないものでした（図表15）。

　ところが、支配人のYさん（女性）が健康と食事の関係に目覚め、スタッフ全員が「ミラー」（食生活分析診断）を受けて「正しい食生活」の学習を進めました。その結果、全員が体調の良さを実感することができました。そこで、この保養所で「イーチ・ミール・パーフェクト」の実現に至りました。その価値は極めて大きいものです。おいしさの追求に加えて、栄養面での創意工夫も活発になされているわけです。もちろん減量の指導もお手のものです。利用者の評判も上々です。

　Yさんが次のような文章を寄せてくださったので、ご紹介します。

　——私どもが佐藤先生の「イーチ・ミール・パーフェクトの実践」についてご指導いただくことになったきっかけは、弊社人事部の健康管理啓発企画によるものでした。先生は勉強会に際し、「人々の健康に貢献する製薬会社の保養施設であるなら、提供するお食事はおいしさや技術の追求のみにとどまらず、栄養の面でも完璧でなければ本来の使命を果たしていないと思いませんか」と問題提起をしてくださいました。先生の熱い信念のうえに乗せていただいて、一から十まで詳細にわたりご指導いただくような形で、平成15年8月より、夕食の会席料理と朝食の和食膳の改善に取り組んでまいりました。（中略）
　会席料理は、四季を愛でる日本人の心の豊かさや美意識などの日本の精神文

図表15：学習前の献立

夕食は赤群が2食分もあり、朝食は赤・青群ともに少ない

夕食

		赤群	青群	黄群	1食目安	夕食
蛋白質	(g)	45.2	2.0	4.2	30.0	51.3
ビタミンB1	(mg)	0.38	0.06	0.04	0.40	0.48
ビタミンB2	(mg)	0.41	0.08	0.02	0.50	0.50
ナイアシン	(mg)	14.0	1.0	0.4	6.0	15.4
ビタミンD	(μg)	21.4	0.2	0	2.0	21.6
鉄	(mg)	2.0	0.6	0.2	4.0	2.9
ビタミンA	(μg)	31	81	0	210	113
ビタミンC	(mg)	4	40	1	40	44
カリウム	(mg)	830	385	110	1300	1324
カルシウム	(mg)	106	58	6	300	170
リン	(mg)	538	57	57	400	653
食物繊維	(g)	0.2	3.3	0.7	10.0	4.2
炭水化物	(g)	3	8	56	84	68
脂質	(g)	14	0	0	16	15
エネルギー	(kcal)	337	36	256	600	629

朝食

		赤群	青群	黄群	1食目安	朝食
蛋白質	(g)	18.5	3.7	5.4	30.0	27.5
ビタミンB1	(mg)	0.11	0.09	0.03	0.40	0.24
ビタミンB2	(mg)	0.29	0.20	0.02	0.50	0.51
ナイアシン	(mg)	3.7	0.9	0.5	6.0	5.1
ビタミンD	(μg)	13.0	0	0	2.0	13.0
鉄	(mg)	1.4	4.8	0.6	4.0	6.7
ビタミンA	(μg)	87	512	0	210	600
ビタミンC	(mg)	1	13	0	40	14
カリウム	(mg)	232	657	77	1300	965
カルシウム	(mg)	61	154	13	300	227
リン	(mg)	242	71	67	400	380
食物繊維	(g)	0.2	6.4	0.9	10.0	7.5
炭水化物	(g)	1	10	58	84	69
脂質	(g)	13	0	1	16	14
エネルギー	(kcal)	200	35	275	600	510

化を表現しますので、一品一品に職人のこだわりが込められ、流れを重んじてゆきます。当初は、会席としての特徴を壊さずに、栄養の充足した献立に苦心しておりましたが、回を重ねるごとに、手直ししていただく回数も減り、栄養調理師という新しい専門資格を作る必要があると自信を深めているようです。朝食は、一見すると食べ切れないほどに見えるのですが、栄養バランスが整っている食事は口が飽きませんので、皆さんが残さず食べてしまわれます。今後も利用者には、より健康となっていただけるよう「イーチ・ミール・パーフェクト」を継続していきたいと思います——。

　改善後の食事を図表16に示します。お品書きとともに手渡す資料は、献立に使われた食品名と重量（グラム数）、栄養成分値とカラーグラフの分析結果。さらに、「減量をなさる方や高脂血症の改善を望む方は、ごはんのみをカットしましょう。ごはんを除いても栄養素は充足されております」とのメッセージ文を添えているようでした。
　働く者としては、自分自身のみならず、家族の健康状態に不安があっては、良い仕事はできにくいものです。また、健康で長命を願い、手助けするのも親孝行といえましょう。具体的な食事を通して健康づくりを学べる保養所は、企業にとっても、家族にとっても大切な役割を果たしていけるものです。このような施設が広まることを期待したいと思います。

図表16-a：保養所の夕食
会席料理の流れを崩さず、栄養も完璧

〈献立名〉		赤　群		青　群		黄　群	
前菜	諸子甘露煮 子持昆布 水菜ごま浸し 帆立貝と菜の花 芥子黄味ネーズ 小えびと大豆	諸子 子持昆布(数の子) ごま 帆立貝 黄味、大豆 小えび	10g 6g 1g 8g 各5g 3g	水菜 子持昆布(昆布) レモン果汁 菜の花	12g 2g 3g 3g		
小吸物	聖護院蕪羹汁 梅麩 花あられ			かぶ かぶの葉	15g 10g	生麩 あられ	4g
造り	三種	ひらまさ サーモン 平貝	15g 15g 10g	水菜 4g　紅新大根 15g とさかのり 10g　わかめ 5g 大葉、菊花、山葵　各1g			
温物	信州蒸し とろろかけ			大根おろし 2g　葱 1g 焼のり　　　　　2g		信州そば とろろ芋	30g 10g
強肴	ねぎみそ焼き	豚もも肉 20g	豆腐 30g	金時人参 10g　しめじ 20g わけぎ 10g		さつま芋 ねぎみそ	20g
煮物	鰆巻織煮 丸大根 手毬麩	鰆 豆腐	25g 10g	丸大根 35g　人参 5g 小松菜(茹で)30g　きくらげ 3g 絹さや　　　　　2g		生麩	4g
小鉢	れんこんと鹿尾菜 大根ツナ芹 和風ドレッシング	ツナ	10g	ひじき(戻し)20g　芹 7g 大根 4g　紅たで 1g れんこん　　　10g			
ごはん	竹の子ごはん			竹の子	12g	ごはん	100g
香の物	二種			しば漬け 8g　白菜 10g			
止腕	海藻と小芋 山椒			本俵		小芋 12g	赤みそ
水物	いちごとキウイフルーツ ホイップクリーム ミント	生クリーム	8g	いちご 30g　ミント キウイフルーツ　20g			

夕食の栄養成分値

		赤群	青群	黄群	1食目安	夕食	1食目安
蛋白質	(g)	29.6	5.6	5.6	30.0	40.8	
ビタミンB1	(mg)	0.33	0.15	0.08	0.40	0.56	
ビタミンB2	(mg)	0.28	0.23	0.03	0.50	0.54	
ナイアシン	(mg)	7.8	2.4	0.7	6.0	10.8	
ビタミンD	(μg)	9.5	1.1	0	2.0	10.6	
鉄	(mg)	1.8	4.1	0.7	4.0	6.5	
ビタミンA	(μg)	73	638	1	210	713	
ビタミンC	(mg)	1	82	5	40	89	
カリウム	(mg)	532	901	250	1300	1683	
カルシウム	(mg)	172	231	20	300	423	
リン	(mg)	417	143	80	400	639	
食物繊維	(g)	0.6	10.4	2.1	10.0	13.1	
炭水化物	(g)	2	22	56	84	81	
脂質	(g)	16	0	1	16	17	
エネルギー	(kcal)	277	90	260	600	627	

図表 16-b：保養所の朝食
特に大事な朝食もパーフェクトに

〈献立名〉		赤 群		青 群		黄 群	
焼き魚	塩鮭	塩鮭	50g	花れんこん レモン果汁	10g 3g		
小鉢	小松菜と揚げ	油揚げ ごま	10g 2g	小松菜	50g		
煮物	ひじき煮	豚もも肉 大豆(茹で)	15g 10g	ひじき(戻し) 人参	30g 10g		
小鉢	温泉卵	鶏卵	50g				
小鉢	じゃこと青唐	ちりめんじゃこ	5g	青唐	20g		
皿物	焼きのり			焼きのり	2g		
千代口	田作り	煮干し	4g				
香の物	三種			たくあん 昆布佃煮 かつお梅	10g 10g 10g		
千代口	小えび	小えび佃煮	3g				
ごはん	白ごはん					白ごはん	120g
みそ汁		豆腐	20g	わかめ(戻し)	20g	みそ	8g
果物				みかん キウイフルーツ	65g 30g		

朝食の栄養成分値

		赤群	青群	黄群	1食目安	朝食
蛋白質	(g)	31.2	4.7	4.0	30.0	39.9
ビタミンB1	(mg)	0.32	0.18	0.03	0.40	0.52
ビタミンB2	(mg)	0.36	0.19	0.02	0.50	0.57
ナイアシン	(mg)	6.0	1.5	0.4	6.0	7.8
ビタミンD	(μg)	16.8	0	0	2.0	16.8
鉄	(mg)	3.1	4.4	0.4	4.0	7.9
ビタミンA	(μg)	100	689	0	210	789
ビタミンC	(mg)	1	73	0	40	74
カリウム	(mg)	462	833	65	1300	1360
カルシウム	(mg)	287	227	12	300	525
リン	(mg)	449	116	54	400	620
食物繊維	(g)	1.1	9.0	0.8	10.0	10.9
炭水化物	(g)	3	27	46	84	76
脂質	(g)	18	0	1	16	19
エネルギー	(kcal)	308	97	217	600	622

【コラム】 ほっとひと息②
油の選び方編

　健康のためには、油脂（脂肪酸）を選んで使用することが大事です。体内で合成できず食物から摂取する必要のある脂肪酸のことを必須脂肪酸といいます。リノール酸（ω6）は成長や出産などを保つうえで必須であり、α-リノレン酸（ω3）は脳・網膜・心臓の働きを維持するうえで必須です。

　リノール酸は、食物中の必須脂肪酸の中で最も多い脂肪酸です。体内でアラキドン酸となり、さまざまな生理活性物質（ホルモン様物質、主にエイコサノイド）を産生しますが、その亢進（高ぶり進むこと）が多くの病気（がん、動脈硬化性疾患、アレルギー過敏症、他の炎症性疾患、うつ病など）を招いています。

　α-リノレン酸は魚やしそ油（えごま油）に豊富に含まれ、代謝されるとエイコサペンタエン酸（EPA）となり、生理活性物質を作ったり、血栓融解物質として血液をサラサラにしたりします。血管内皮細胞の遊走能を高めて、血管内の修復にも寄与します。さらに代謝されてドコサヘキサエン酸（DHA）になると、脳、網膜、心臓などの機能に貢献しています。昔から"魚は頭を良くする食品"といわれてきたのは、正しいのです。ちなみにω6とは異なり、ω3は必要量以上の摂取による障害は認められていません。

　どちらも必須量は総エネルギーの1％以下と少量ですが、代謝の多くの段階で競合的であるため、量だけではなくω6／ω3の値が健康上で重要になります。日本人の現状はω6の過剰摂取かつω3の摂取不足です。ω6／ω3の値は2以下、できれば1以下が望まれます。

　次ページに、お勧めの油脂とω3を多く含む食材の一部を紹介します。

　　　　【推奨図書】奥山浩美ほか『油の正しい選び方・摂り方』（農山漁村文化協会）

推奨油脂
しそ油は熱に弱いのでドレッシングに使うとよい

（10gあたり）

	エネルギー(kcal)	脂質(g)	ω6系(g)	ω3系(g)	ω6/ω3
1位、しそ油	92	10	1.33	**5.99**	0.22
2位、バター	75	8	0.19	0.03	6.45
3位、牛脂	94	10	0.34	0.02	20.24
4位、ラード	94	10	0.94	0.05	20.33
5位、大豆油	92	10	4.97	0.61	8.14

ω3を多く含む食材は？
魚に多く含まれ、肉にはあまり含まれない

（100gあたり）

食品名	エネルギー(kcal)	蛋白質(g)	脂質(g)	ω6系(g)	ω3系(g)	ω6/ω3	ω3系 EPA(mg)	ω3系 DHA(mg)
☆さんま	310	18.5	24.6	0.53	3.95	0.13	890	1700
☆いわし	217	19.8	13.9	0.42	3.16	0.13	1200	1300
☆さば	202	20.7	12.1	0.31	1.53	0.2	500	700
☆みなみまぐろ（トロ）	352	20.3	28	0.63	5.01	0.13	1300	2700
豚 もも肉（皮下脂肪なし）	148	21.5	6	0.65	0.03	21.67	1	4
鶏 もも肉（皮なし）	116	18.8	3.9	0.52	0.03	17.33	2	9
鶏卵	151	12.3	10.3	1.49	0.17	8.76	0	120
大豆（ゆで）	180	16	9	4.09	0.85	4.81	0	0
ごま（10gあたり）	57.8	2	5.4	2.33	0.02	155.2	0	0

※☆印はω3を多く含みます

第3章「誤った」生活習慣を正して回復

① 【高脂血症①】中性脂肪が1か月で正常値に

命は食に支えられている

　これまで、体を構成している成分はとても速い速度で絶えず入れ替わっているので、食事の取り方の良し悪しが、健康を大きく左右するのは自明の理であると述べてきました。かつて、このことを伝えたくて、私はビデオ作品を次々と製作してきました。「正しい食生活」の実践に先立って、ぜひご覧いただきたいのは『2400時間の食事理論』、『環境と生命体』、『食事の科学——沖縄編』、『心と栄養』、『「正しい食生活」実践のための基礎知識』(すべて煥乎堂)等々です。
　記録映画作家・羽田澄子(はねだすみこ)さんは『2400時間の食事理論』に、次のような文章を添えてくださいました。

　――佐藤和子先生の食事理論は、極めて納得できるものです。先生から映像資料の製作について協力のご依頼があったとき、喜んでお引き受けしたのは、先生のお話にたいそう興味があったからでした。考えてみると、人間の生命は食べることで支えられているのに、「いかに食べるか」ということが、体系的な科学となっているとは思えないのは不思議なことです。このＶＴＲは、「血液は100日で入れ替わる。だから100日――2400時間、良い食事を取っていれば血液の内容は良くなるはず」という先生のお話を基礎に、11人の人々が100日間実践してみた記録です。実は、撮影している私たちスタッフにとっても、この実践は人ごとではありませんでした。野菜嫌いであったカメラマンが、きちんと野菜を食べるようになり、全員が食事を考えるようになって、食事に対する意識がすっかり変わってしまったのです。このＶＴＲをご覧になっ

た方は、きっとご自分も実践してみようと思い立たれるのではないかと、私は思っております──。

中性脂肪が 1 か月で正常値になった男性

　さて、ここでは"高脂血症"を取り上げ、その食生活の変化を具体的に示して、現在、治療中の方々のお役に立ちたいと思います。

　平成 12 年 (2000) 4 月に煥乎堂（群馬県前橋市）のギャラリーで開催された"「正しい食生活」実践のすすめ"のイベントにおいて、「健康を育てる会」の方々から貴重な体験が寄せられました。その中の事例の 1 つを話題に取り上げます。新潟の I さんのご協力を得たので、そのころの文章を掲載します。当時、I さんのご主人は 50 代の社長でした。

　──平成 9 年 10 月末、夫は会社の定期検診で総コレステロール 233mg、中性脂肪 361mg の数値が出て高脂血症と診断されました。佐藤和子先生にご相談したところ、「そんなの簡単よ！　正しい食事と生活をすれば 1 か月で治るわよ」と、次のようにご指導いただきました。

　①しばらくの間（中性脂肪が下がるまで）、主食としてのごはんは食べず、芋類にする
　②青群を増やす
　③豆・豆腐・豚肉を加える。ビタミン B_1 が不足しないようにする
　④朝食は 7 時に食べる
　⑤夜は 9 時に休むようにする
　⑥ビタミン E は 1/10 でよい（ビタミン E の錠剤 400mg を昼・夜 1 錠ずつ飲んでおりました）。セレニウムは自然に取れるので必要ない
　⑦間食が必要なら"するめ"等を

　平成 9 年 10 月 21 日、全国生涯学習フェスティバルの一環として、新潟県モラロジー女性部で佐藤先生の講演会を催すに先立ち、同年 3 月新潟県新津市（現・新潟市）における先生の講演会を聞かせていただき、食生活の大切さ

を認識しました。その後、食事分析を受けたりして実践に努めておりましたが、夫の理解が今一つ得られずにおりました。この高脂血症の診断を契機に、夫も真剣に佐藤先生のご指導を守り、1か月後、血液検査を受けましたところ、総コレステロール218mg、中性脂肪117mgと、見事に正常値に改善していました。以来、夫と共に「正しい食生活」の実践に努め、健康で今日に至っております。

　それに遡（さかのぼ）ること8年ほど前、記念講演誌『健康を支える栄養学』を読ませていただき、いつか佐藤先生にお目にかかりたいと思っておりました。夫の病を機にまことにタイミングよく出会わせていただけましたことは、私の生涯忘れえぬ感激です。また、栄養学の勉強とともに私たちの身体の仕組みについての勉強では、いかに私たちの身体が素晴らしくつくられているかを学び、いまさらながらこうして生かされていることに感謝の気持ちを強くしました。

　これからも健康で人様のお幸せに貢献できるよう、正しい食事の取り方の勉強と実践に努めてまいりたいと思っております――。　　　　　（新潟県・Ｉさん）

　「治療の主体者は患者自ら、看護の主役は家族、医療従事者は介助役である」にすぎません。次に、高脂血症から回復されたＩさんのご主人の変化を具体的に示しましょう。

高脂血症を招いた当時の食生活

　高脂血症と診断されるまでのＩさんのご主人の日常は、仕事に全力投球していたため就寝時刻は遅く（午前0時ごろ）、睡眠時間も短く（7時間余り）、食生活は夕食に偏りすぎていて、そのうえ夜食も食べていたので、高脂血症を招く典型的な誤った食生活でした。身長173cm、体重70kg、BMI（体格指数）23.3と少し太り気味（これまでのベスト体重は65kg、BMI 21.7とのこと）でした。

　ある日の食事内容は次のとおりです。食事の時刻と所要時間、献立と食品のグラム数を（　）内に赤群／青群／黄群の順に示します。

　朝食は7時半に10分間で、ベーコンエッグ・生野菜のサラダ・トースト・

コーヒー（ベーコン20・卵50／レタス30・トマト30・胡瓜30／食パン65・ジャム10）。

昼食は12時に10分間で、五目そうめん・かぼちゃの煮物・おにぎり（錦糸卵10・えび20・たらこ10・鶏むね肉25／かぼちゃ150・胡瓜20・もやし25・干し椎茸戻し10・焼きのり1／そうめん200・ごはん150）。

夕食は19時に20分間で、魚みそ漬け・炒め物・お浸し・漬物・ごはん・みそ汁（のどぐろ80・あさり20／小松菜80・れんこん50・胡瓜となすの糠漬け各30・青葱5・平茸30・こんにゃく40／ごはん300・みそ10）。

夜食は21時に15分間で、ショートケーキ70とコーヒー。この方は、普段からコーヒーが好きで1日に多いときには5〜6杯を砂糖5g入りで飲み、夜食には、和・洋菓子、果物（時にはみかんを250gも……）、コーヒー、枝豆等を好みました。

この日の食事分析結果は図表17に示します。私のコメントは、「夜食をやめて、早寝早起きを心がけ、8時間の睡眠確保が大切です。食事はしばらくの間だけ、黄群のパン、ごはんをゼロに近づけましょう。赤・青群を増量して蛋白質〜繊維までの栄養素には不足のないよう、毎食整えて食べますと、高脂血症も治せますし、スリムに戻れます」でした。

Iさん夫妻の改善した食生活

そこで、具体的に改善した食事内容は次のとおりです。

朝食は、魚のみそ漬け・湯豆腐・おから入り卵焼き・ほうれん草とコーンの炒め物・じゃが芋・果物（まだら80・かつお節3・卵50・木綿豆腐100・おから50・コーン10／ほうれん草50・柿100／じゃが芋80）。

昼食は、魚のホイル焼き・煮豆・しめじと野菜の炒め煮・じゃが芋（鮭70・煮大豆70／大根葉30・れんこん40・玉葱40・大根80・しめじ45／じゃが芋70）。

夕食は、南蛮漬け・鶏のそぼろ煮・おから煮・春菊のごまあえ・果物・粉ふき芋（いわし丸干し40・おから90・鶏ひき肉50／春菊60・人参5・ニンニク5・菊花30・玉葱5・ひじき戻し5・柿50／じゃが芋70）でした。

この日の食事分析結果は図表18に示します。明らかにエネルギーは減り、蛋白質・ビタミン・ミネラルなど、いずれも毎食均等に、しかも不足成分の少ない食事に改善されました。夜食はやめ、早寝早起きに切り替えたことはいうまでもありません。1か月で肝臓は96％も入れ替わっているので、1か月後の検査で良い結果が得られたのは当然のことです。実は、生活リズムを正しいものに改めることが、健康体に戻すいちばんの鍵です。それによって、自然治癒力が最高に発揮されるからです。

Iさんの近況

　Iさんは「正しい食生活」を実践した変化を次のように伝えてくれました。

　——お食事の大切さを心から気づかせていただきましたので、このことを良き伴侶(はんりょ)を得て巣立っていく子供たちにも折にふれ伝えています。（中略）
　これまで母の介護で精いっぱいの私でしたが、身体的に自信と心にゆとりができ、平成10年秋より地元の中学の「心の教室相談員」として勤めさせていただくことになりました。来室する中学生とかかわる中で、機会をとらえて私たちの身体がどんなにすごい働きをしているか、1食ごとのお食事がどんなに大切かを伝えるようにしています。文化祭では、先生からパネルをお借りして展示しました。平成13年3月、モラロジー研究所谷川生涯学習センター（当時）にて、佐藤先生をお招きして「心と栄養」のテーマでセミナーを開催し、たいへん好評でした。
　夫も会社で、自分の体験からお食事の大切さを話しているようです。佐藤先生がおっしゃっている「健康は手段です。人生の目的は真・善・美を聖(きよ)らかな心で追求すること……」の言葉を胸に、日々、夫と共にご恩返しに励んでいます。
　おかげさまで90歳の母から中学生まで幅広い年代の人たちと接することによって、新しい扉が開いていくような感動の毎日を過ごさせていただいています——。

第3章「誤った」生活習慣を正して回復

図表17：改善前の食事分析結果
夕食に偏っているうえに夜食も食べている

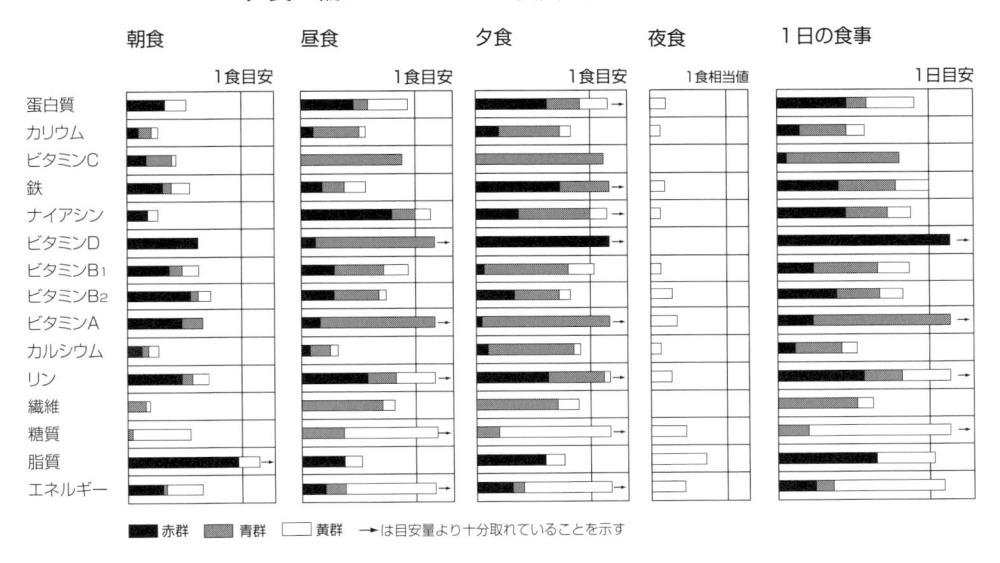

（朝食／昼食／夕食／夜食／1日の食事の棒グラフ。項目：蛋白質、カリウム、ビタミンC、鉄、ナイアシン、ビタミンD、ビタミンB1、ビタミンB2、ビタミンA、カルシウム、リン、繊維、糖質、脂質、エネルギー）

■赤群　■青群　□黄群　→は目安量より十分取れていることを示す

図表18：改善後の食事分析結果
エネルギーは減少、毎食均等かつ成分も整っている

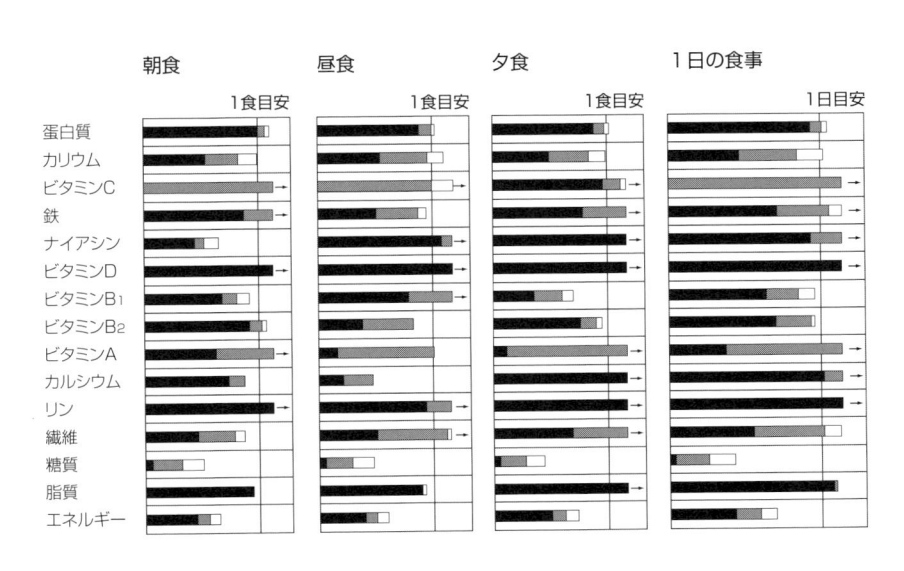

（朝食／昼食／夕食／1日の食事の棒グラフ。項目：蛋白質、カリウム、ビタミンC、鉄、ナイアシン、ビタミンD、ビタミンB1、ビタミンB2、ビタミンA、カルシウム、リン、繊維、糖質、脂質、エネルギー）

2 【高脂血症②】スリムな人に発症した高コレステロール血症・高γ−GTP・脂肪肝の完治

高コレステロールなどを招いた食生活

　「正しい食生活」の実践により、高コレステロール血症（294mg／dl）・高γ(ガンマ)−GTP（179IU／L）・脂肪肝を1か月余りで完治することのできたKさんの事例をご紹介しましょう。

　通常、脂肪肝・高コレステロール・高γ−GTPがある方と聞けば、肥満気味な男性を思い浮かべやすいものですが、実はこの方は、身長150cm、体重47kg、BMI（体格指数）20.9とスリムな体型の54歳の女性なのです。

　前述のような診断を下されるまでの日常生活は、仕事（日本舞踊の師匠）に全力投球していたため就寝時刻は遅く（午前0時ごろ）、眠りにつくまでに20分もかかっていました。目覚める時刻は7時半と遅く、しかもすぐに起床できず、起き上がるのは10分後でした。したがって睡眠時間は短かったのです。不定(ふてい)愁訴(しゅうそ)（明白な器質的疾患が見られないのに、さまざまな自覚症状を訴える状態。108ページ）は肩凝(かたこ)り、持続症状では冷え性・血圧低め・白髪などが見られました。

　Kさんは芸術家としての評価も高く、また弟子も多く、自己の研鑽(けんさん)と弟子の指導に寝食を忘れて没頭していたことが、健康を害する大きな要因の1つでした。

　ある日の食事内容は次のようなものでした。食事の時刻と所要時間、献立と食品のグラム数を（）内に赤群／青群／黄群の順に示します。

　朝食は9時に15分間で、ハムエッグ・生野菜のサラダ・トースト・ヨーグルト・果物・野菜ジュース（ロースハム7・卵50・ヨーグルト100／胡瓜20・レタス30・トマト60・野菜ジュース150・いちご35・ブルーベリー5／食パン80・マーガリン8）。

　昼食は12時半に15分間で、うどん・煮物（煮大豆30・油揚げ12／人参8・葉葱3・昆布巻き3・わかめ30・こんにゃく10・干し椎茸煮5／うどん150）。

　夕食は20時半に20分間で、焼き魚・冷奴(ひややっこ)・煮物・ごはん・ビール（あじ

の開き80・かつお節3・絹豆腐200・ごま3／かぼちゃ160・人参20・しその葉1・葉葱4・大根水煮60／ごはん100・ビール200)。食事分析結果は図表19に示します。

　私のコメントは、「朝食がいちばん大事です。7時ごろに食べましょう。そのためにも早寝早起きを心がけ、8時間の睡眠を確保しましょう。睡眠あっての食事ですからね。体の成分は速い速度で入れ替わるので、毎食きちんと整えて食べること(イーチ・ミール・パーフェクト)が、すべての病気の予防と治療に大事なのですよ。夕食は18時には食べましょう。20時半では遅すぎますよ。今のような夕食偏重の誤った食生活が体調を悪くし、脂肪肝を招いています。『正しい食生活』を実践しましょう。しばらくの間だけ、毎食ともに黄群の中でもパン・ごはん・めん類をゼロに近づけ、芋を活用し、赤群(魚と豆を中心に)と青群で夕食のように整えると健康に戻れますよ。多忙な時こそ『正しい食生活』を実践すべきです。それでしか健康を支えることができないのですからね」というものでした。

改善した食生活

　そこで就寝時刻を22時、起床を6時とし、早寝早起きの生活リズムを取り戻しました。すると、寝つきも目覚めも良くなりました。食事も改善しました。ある日の食事内容は次のとおりです。

　朝食は6時45分に20分間で、焼き魚・納豆・煮物・酢の物・お浸し・牛乳・果物(あじの開き100・納豆45・かつお節3・牛乳200・きなこ5／おかひじき40・胡瓜20・玉葱30・ピーマン20・もずく30・レモン果汁15・キウイフルーツ68／じゃが芋70・ハヤシルウ2)。

　昼食は12時に20分間で、焼き魚・野菜炒め・野菜ジュース・果物(さわら98・帆立貝33・いか21・芝えび30・ヨーグルト50／チンゲンサイ100・玉葱63・白菜44・ピーマン22・野菜ジュース163・グレープフルーツ100・ブルーベリー4／植物油3)。

　夕食は18時に20分間で、刺身・冷奴・煮物・酢の物・ジュース(かつお

100・絹豆腐 200・かつお節 3／かぼちゃ 100・人参 15・玉葱 50・胡瓜 15・しその葉 3・生姜（しょうが）3・パセリ 3・葱 2・わかめ 25・焼きのり 1・オレンジジュース 150）。

　なお、総合ビタミン剤を朝に、ビタミンＣ 250mg を朝と昼に服用したのは、ご主人がヘビースモーカーであることと体力の回復を早めるためです。食事分析結果は図表 20 に示します。

　明らかに朝食、昼食の内容が良くなり、コメントは、「たいへん良いお食事です。青群は繊維の多いものを、積極的に食べましょう」でした。１か月後の検査では、コレステロール値は 206mg／dl、γ-ＧＴＰは 33IU／Ｌと正常になり、脂肪肝は完治しました。主治医から「薬が効きました。飲み続けないとまた戻ります」と言われましたが、実際には服用していません。それを告げると、医師は驚いたそうですが、どのようにして食生活を改善したのか、尋ねようともしなかったといいます。冷え性も低血圧も治り、若々しくなって精進の日々を過ごされています。

３ 【大腸の病気】潰瘍性大腸炎の完治

難病も完治

　難病に指定されている潰瘍性大腸炎を、「正しい食生活」の実践により完治させ、「特定疾患医療受給者証」を返したという立派な方（Ｓさん、福岡市）が公益財団法人モラロジー研究所の維持員の中におられたので、この方のご協力をいただき、発症と完治までの様子や、その後の広がりなどをご紹介します。

　この病気になられる方は決して多くはありませんが、私どもの「ミラー」（食生活分析診断）を受けられた方々の中にも女性が７名（発症年齢は 16、21、23、28、33、34、37 歳）、男性が３名（24、36、58 歳）おられ、いずれも食生活の著しい誤りが確認されています。「正しい食生活」を実践なさった４名の方々は、全員完治しています。薬物療法では治せないのが現実です。腸の粘膜は

第3章「誤った」生活習慣を正して回復

図表19：Kさんの改善前の食事分析結果
夕食偏重で栄養の不足も多い

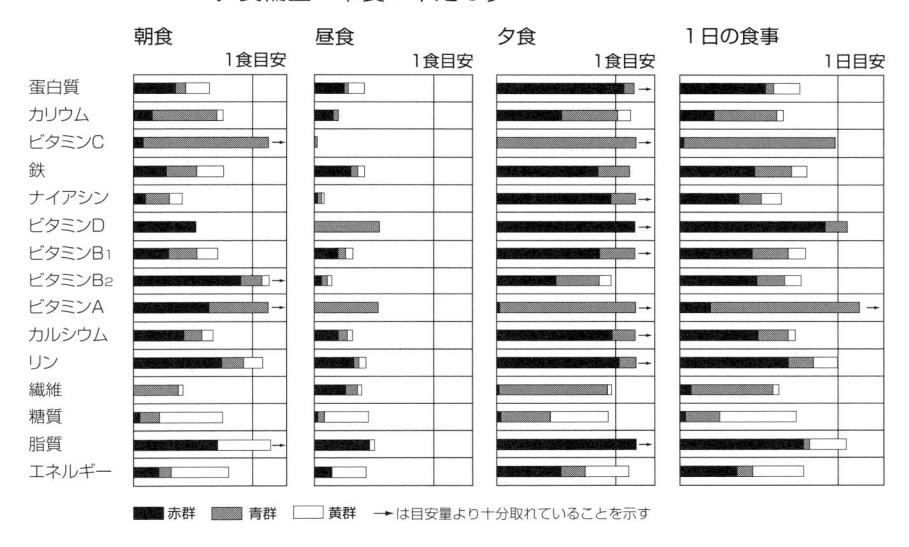

■ 赤群　▨ 青群　□ 黄群　→は目安量より十分取れていることを示す

図表20：改善後の食事分析結果
毎食均等で重要な栄養素も揃っている

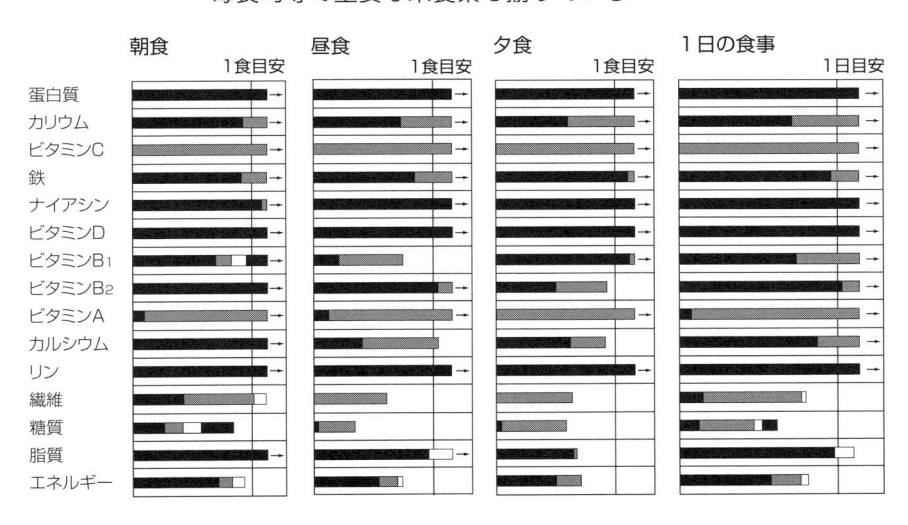

1日で入れ替わっているので、「正しい食生活」を本気で実践すれば、短期間で健康になれるのは当然といえば当然のことです。

Sさんの発症のころの生活状況

まず、ご本人の文章を中心に、発症のころの生活状況を紹介しましょう。

——大腸炎になったのは、第一子を出産した直後の28歳のころです。幼稚園に勤めながら、夜は0時過ぎに帰宅する夫を迎え、朝は6時ごろに出勤する夫にお弁当を作って持たせました。今考えると著しい睡眠不足でした。30歳のときに、夫は脱サラをし、私も退職して食料品店を一緒に始めました。慣れない仕事ゆえによけいな神経を使いながらも全力投球し続けました。

私の家系は、実父も母方の祖母も母の弟も直腸がんで亡くなっているので、私に遺伝しているのだろうとあきらめていたのですが、がんセンターで診察を受けると、がんではなく炎症とのことでした。そのとき、処方された薬によって全身に薬疹が出てしまい、それ以来、薬に対する信頼感は低下しました。

3年ごとに軽い下血が1か月間続きました。病院を変えても、原因不明です。38歳のころからは、その下血が3か月間も続くようになりました。ついに潰瘍性大腸炎という難病であると判明し、「特定疾患医療受給者証」の交付を受けるように勧められましたが、「たとえ法規で定められているとはいえ、人様に迷惑をかけてはすまない」との思いで断ってきました。40歳から50歳までの10年間、出血はありませんでした。50歳で仕事を辞めて家庭に入りました。51歳で再び出血し、1か月間かけて治りました。このころには副作用の少ない薬ができていたので服用しました。55歳からは、毎年9月から3月までの間に出血がみられ、回復に数か月もの時間がかかるようになりました。58歳のとき、医師からの強い勧めもあって難病手帳を受け取りました——。

発症のころの食生活

　食料品店を開業してからの 30 歳から 43 歳までは、煮物などの総菜を作って売っていたので、同じような総菜を食べていたように思われるとのことでした。
　ある日の食事内容は次のようなものでした。食事の時刻と所要時間、献立と食品のグラム数を（ ）内に赤群／青群／黄群の順に示します。
　まず、朝は 5 時に起床し、販売用の総菜の調理に取りかかったとのこと。近所にある寮の調理員の方々がまとめて購入に来てくれていたので、毎日違う料理を数種類、大鍋に 3 個ずつ作っていたようです。
　朝食は、ひと仕事を終えてからで、7 時ごろに 10 分間。焼き魚・ごはん・みそ汁・漬物（めざし 30・豆腐 20 ／玉葱 20・わかめ 5・葱 2・胡瓜 20・なす 10 ／ごはん 400・里芋 30・みそ 10）。
　昼食は 14 時ごろに 5 分から 10 分間で、煮物・ごはん・みそ汁・佃煮・漬物（おから 40・豆腐 5 ／玉葱 10・白菜 10・人参 5・葱 2・昆布佃煮 20・わかめ 5・高菜漬け 20・こんにゃく 10 ／ごはん 400・里芋 20・みそ 10）。
　夕食は 22 時が早いほうで、23 時ごろに 10 分間で、唐揚げ・酢の物・オムライス（若鶏もも肉 100・干しだら 20・卵 50 ／キャベツ 50・玉葱 30・胡瓜 20・ピーマン 15・トマト 10・わかめ 10 ／ごはん 200・油 10）を食べ、その後に朝の仕事の準備をして、就寝は午前 1 時半から 2 時でした。分析結果を図表 21 に示します。
　働く前にこそ、しっかり食べなければいけないのに、赤群・青群が著しく不足しており、しかも食事の時刻が昼食と夕食ともにあまりにも遅すぎて、所要時間も短すぎました。これでは誰でも体調を崩して当然！ といえます。
　若いころは、出血すると実家に帰ってぐっすり眠るようにしていたようで、そうすると 1 日くらいで止血し、3 日くらいでだいぶ落ち着いてくるので、安静を心がけながらもできるだけ仕事は続けていたとのことでした。
　極端なまでの睡眠不足により、腸管の血流が悪くなっていたことと、食事からの栄養素不足が、このような病気の発症の大きな因子として挙げられます。
　「睡眠がそんなに大切とは思ってもみませんでした。しかも食事が、"たか

図表21：発症のころの食事分析結果
朝、働く前にこそ食べなければならないのに、赤・青群が著しく不足していた

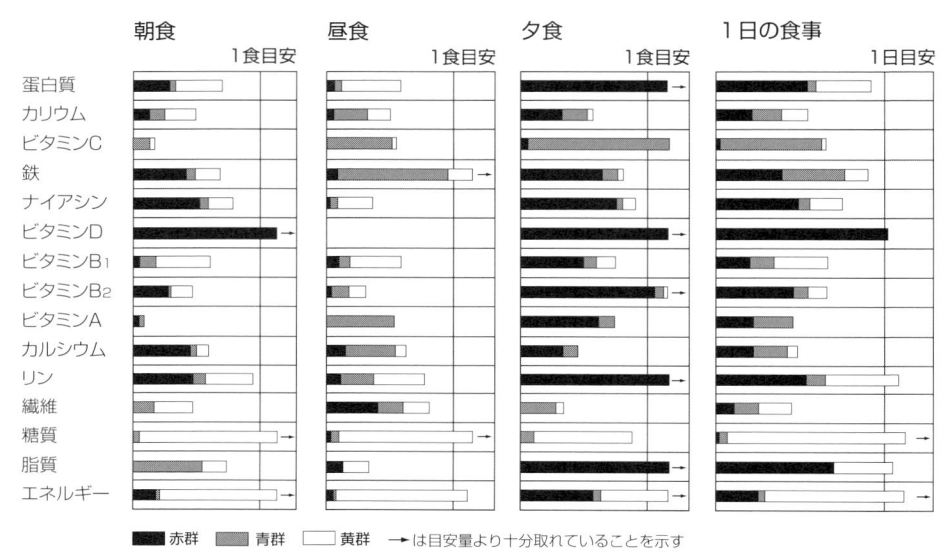

	朝食	昼食	夕食	1日の食事
蛋白質				
カリウム				
ビタミンC				
鉄				
ナイアシン				
ビタミンD				
ビタミンB1				
ビタミンB2				
ビタミンA				
カルシウム				
リン				
繊維				
糖質				
脂質				
エネルギー				

■赤群　▨青群　□黄群　→は目安量より十分取れていることを示す

が食事"になっていたのでは……。"朝食は大切"と、親からいつも言われていたので、仕事で忙しい朝は具だくさんのみそ汁などを心がけたつもりでしたが、分析していただくとやっぱりダメ。そのうえ、食事の時刻もメチャメチャです。指導を受け、"正しい食生活"に改めたら、とても健康になれました」とSさんは振り返っておられます。

出会いの妙

引き続き、完治までの様子などをSさんの文章を中心に紹介しましょう。

──平成8年（1996）5月、福岡県南部女性モラロジー講演会に出講されたM先生（男性）と、偶然にも帰りの電車でご一緒した際、「以前と違って今日はお顔にハリがありますね」とお伝えすると、M先生は、「実は家内が佐藤和

子先生の"正しい食生活の学習会（２泊３日）"に行って、そこで学んだ食事を食べるようになってから、なかなか良くならなかった糖尿病が良くなりました。食事は以前よりもお腹いっぱい食べていいし、塩分も気にしないで食べられるんですよ」と言われ、私も学びたいと思いました。12月、千葉県で行われたモラロジー研究所の女性社会教育講師の研修会に、九州地方のＹ先生が佐藤先生を講師に推薦され、それがお出会いの始まりとなりました。当時、59歳の私は、長年患っている潰瘍性大腸炎で全身がだるく、疲れやすい状態でした。先生のお話を１日受講して、誤った食生活が病気を招いたことに気づくとともに、体の成分は絶えず入れ替わっているので、正しい食生活を実践すれば自然治癒力で治ることも理解できました。そこでＭ先生の奥様が参加されたものと同じ学習会に参加しました――。

学習会に参加したころの食生活

　学習会に参加された際の食事分析結果を図表22に示します。就寝時刻は23時半、起床７時半、朝食が８時半、夕食が21時と遅かったようです。その４か月前の講演会を契機に食事に気をつけ、少し体調が良くなったとのことでしたが、生活リズムが悪いので効果は出にくいものでした。早寝早起きの生活リズムに改めることと、黄群を減らし赤・青群を増量して毎食均等に食べるように助言しました。「正しい食生活」を実践できるように学習を深めていただきました。

　――２泊３日の学習会で合計７食の栄養素の整った食事をいただき、帰宅しました。そのときの夫の言葉は「３日間でそんなにきれいになるなら、時々行ったらいいよ」でした。とにかく自分が病気になれば家族全員に迷惑をかけるのだから、夫の帰りを待って良妻ぶるよりも一筆書いて早く休ませてもらおうと心に決め、いよいよ早寝早起き（22時就寝、６時起床）、イーチ・ミール・パーフェクトの「正しい食生活」をスタートさせました――。

「正しい食生活」実践の成果

　それから3か月が経過したころの食事内容は次のとおりです。食事の時刻と所要時間、献立とグラム数を（　）内に赤群／青群／黄群の順に示します。

　朝食は7時に50分かけて、卵焼き・野菜サラダ・煮豆・果物（卵100・チーズ20・かつお缶詰40・木綿豆腐90・大豆60・ごま少々／しその葉5・トマト50・レタス50・玉葱30・甘夏100・バナナ100・昆布20）。

　昼食は12時に30分間で、煮魚・煮豆・納豆・サラダ・冷奴・果物（さば50・諸子10・大豆60・納豆50・木綿豆腐90／しその葉10・高菜漬け20・レタス50・玉葱50・甘夏100・バナナ100・昆布20）。間食を15時に牛乳200・野菜ジュース200。

　夕食は18時半に30分間で、焼き肉・サラダ・冷奴・赤飯（かつお20・木綿豆腐40・豚もも肉100／チンゲンサイ40・あさつき20・ピーマン20・玉葱32・舞茸40／赤飯50）。

　分析結果を図表23に示します。私のコメントは「全般的にはとても良いですね。朝食のビタミンCはもっと多く取りましょう。夕食のカリウム・カルシウムも不足せぬように心がけましょう」でした。

　Sさんはこんなふうにおっしゃっています。

　――周囲から「顔色がいいね！」「体が引き締まってきた感じね！　どうしたらそんなふうに変われるの？」などと言われるようになり、まもなく「特定疾患医療受給者証」を県にお返ししました。

　モラロジーで心づかいを学んでいる方々が、睡眠と食事をもっと大切にされたら、さらに人様の幸せのお役に立てるはず……と、この体験を通して実感し、平成10年4月、「ニューモラル明るい家庭づくり『心と体の健康サークル』」を立ち上げ、活動を続けています。メンバーは約90名。福岡・長崎の11地区で毎月1回の学習会と年に1度の佐藤先生を迎えての講演会を開催しています。出席者は200名以上です。この活動を通し、多くの方々が健康を取り戻されていることはとても嬉しいです。これからも「正しい食生活」で健康を

第3章「誤った」生活習慣を正して回復

図表22：学習会に参加したころの食事分析結果
やや改善したが、食事のむらや不足成分は多い

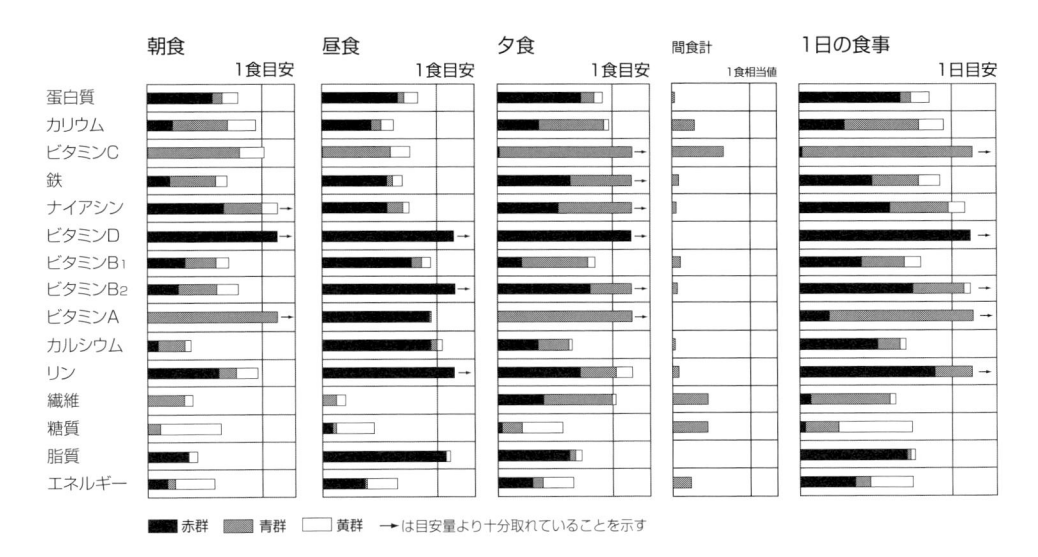

■ 赤群　▨ 青群　□ 黄群　→は目安量より十分取れていることを示す

図表23：「正しい食生活」実践中の食事分析結果
毎食均等になり、全般的にとても良い食事になった

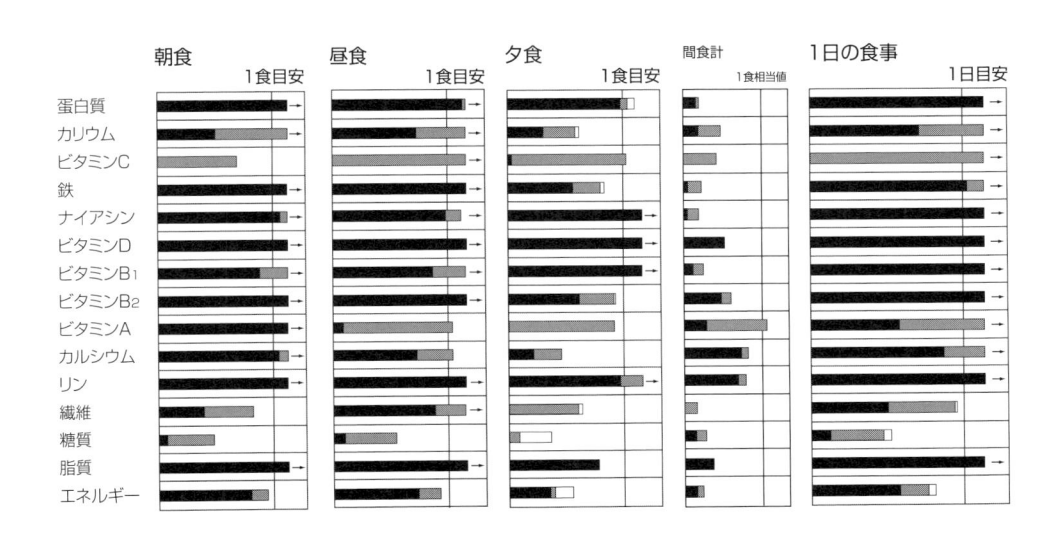

69

維持し、人様の幸せに貢献できるよう、小さな波紋を広げていきたいです――。

　私は健康管理の基本を"心と栄養"と考えています。この方のように体験を通して会得した「正しい食生活」の実践力は、これからも大いに人様のお役に立つものと確信しています。少しでも早く、「正しい食生活」を実践することがあたりまえの社会になってほしいと切望する次第です。

4 【糖尿病①】糖尿病歴20年、眼底出血で失明寸前からの完治

43歳で糖尿病を発症した社長

　ここからは糖尿病を体験した方々を取り上げます。健康の維持・回復には、「正しい食生活」の実践がいかに大事であるかを知っていただきたいと願っています。理解を深めるためにも、第1章と第2章の再読をお勧めします。

　まず、ご紹介するBさんは43歳で糖尿病を発症し、20年後の63歳で眼底出血による失明寸前の状態で私と出会い、「正しい食生活」を実践されました。その結果、すばらしい成果を上げられ、その後の糖尿病患者の治療に一石を投じることになった特筆すべき方と申し上げたいと思います。

　Bさんは、昭和45年（1970）に大阪で開催された日本万国博覧会の設営の際、建築資材の納品などの仕事でたいへん忙しくされ、また力仕事も多く、睡眠は6時間未満であったようです。夜の接待も多く、連日、夕食偏重で、しかも飲酒量が多く、夜食も果物などをしっかり食べていました。体重は78kg、身長は166cm、BMI（体格指数）は28.3と高度肥満でした。季肋部痛と腹部膨満の症状で受診し、糖尿病と診断されたのは43歳です。

　このころの視力は、右0.5、左1.2でした。しかし、多忙のため生活パターンを改善する余裕のないまま、8年間も肥満体で過ごし、51歳のとき、口渇感と眼の痛みが出現しました。再度、糖尿病と診断され、内服薬を投与されま

したが、まもなく中止しました。

　日本糖尿病学会編の食品交換表で1単位80kcal、1日2000kcalの食事療法を行うように食事指導を受けましたが、少し気にかける程度で熱心には取り組みませんでした。59歳のとき、体重は15kg減り、63kg（BMI 22.8）となりましたが、右眼底出血を起こし、視力は0.2に低下しました。このころから食事療法を真剣に取り入れましたが、61歳で両眼底出血を起こし、視力は両眼とも0.2となりました。その後、内服薬の服用を再開。左足の裏に4cm大の硬結（こうけつ）ができ、しびれ感が出現しました。3か月後に再び眼底出血を起こし、車の運転はできなくなりました。体重は58kg（BMI 21.0）、空腹時血糖154mg／dlと高値。62歳のときには、医師から"まもなく失明する"と宣告されたので、視覚障害者用の段差のない家を新築し始めました。

　63歳のとき、私の基本ビデオの1つである『2400時間の食事理論』が四国放送のテレビ番組で取り上げられ、「病気にうちかつ食事理論」として放映されたのを機に、家族と共に公開講座に参加され、それが私との出会いとなりました。

現行の食事療法で治るの？

　Bさんの指導前・後の食事分析について述べる前に、この方が食べていた『糖尿病食事療法のための食品交換表』に示されている20単位（1600kcal）の献立例について見てみましょう（図表24・25）。私の食事とは根本的に異なることが一目瞭然です。カロリーを重視するだけで、多くの重要な栄養素が著しく不足しています。現在、『糖尿病食事療法のための食品交換表』は第6版になっていますが、残念ながら栄養素が不足していることに変わりはありません。これでは、肝心要のインスリンすら作れず、病気が治り難いのは当然のことです。これが現実です！

図表24：食品交換表に基づく献立例

（20単位）

朝食

献立			5.2単位			
ごはん　納豆　きんぴらごぼう みそ汁　ひとしお			表1	表3	表5	表6
			3.0	1.0	0.6	0.6
赤群	糸引納豆　40			1.0		
青群	かぶの葉・人参・葉葱　各5 かぶ根・ごぼう・なす　各30					0.6 (*青群で0.6)
黄群	ごはん　165 砂糖　1 植物油　3 味噌　12		3.0		0.3	0.3

昼食

献立			5.9単位			
ごはん　豚肉の生姜焼きと生野菜添え 含め煮　ほうれん草のごまあえ			表1	表3	表5	表6
			3.9	1.2	0.5	0.3
赤群	グリンピース冷凍　3 ごま　3 豚もも肉　60			1.2	0.2	
青群	ほうれん草　46 生姜　2 レタス・トマト　各20					0.3 (*青群で0.3)
黄群	ごはん　165 じゃが芋　100 砂糖　2 植物油　2 本みりん　1		3.0 0.9		0.1 0.2	

夕食

献立			6.4単位			
ごはん　すまし汁　炊きあわせ まぐろの刺身とつま　酢のもの			表1	表3	表5	表6
			4.0	1.8	0.3	0.3
赤群	鶏肉　25 生揚げ　25 きはだまぐろ　60			0.5 0.5 0.8		
青群	しその葉　1　貝われ　20 人参　10　糸みつば　5 さやいんげん　20 胡瓜・大根・竹の子・ 塩蔵わかめ・椎茸　各20					0.3 (*青群で0.3)
黄群	ごはん　220 植物油　3 本みりん　2		4.0		0.3	

間食

（赤群）牛乳200　　　　（表4）1.5 ） 2.5単位
（青群）みかん200　　　（表2）1.0

食品分類表

表1	穀物・芋・豆（大豆を除く）、糖質の多い野菜と種実
表2	くだもの
表3	魚介・肉・卵、チーズ、大豆とその製品
表4	牛乳と乳製品（チーズ除く）
表5	油脂・多脂性食品
表6	野菜（糖質の多い一部の野菜除く）、海藻・茸・こんにゃく

★出典「糖尿病食事療法のための食品交換表」第5版
日本糖尿病学会編　日本糖尿病学会・文光堂 発行

図表25：献立の分析結果

カロリー（1600kcal）は整っているが、多くの栄養素が不足

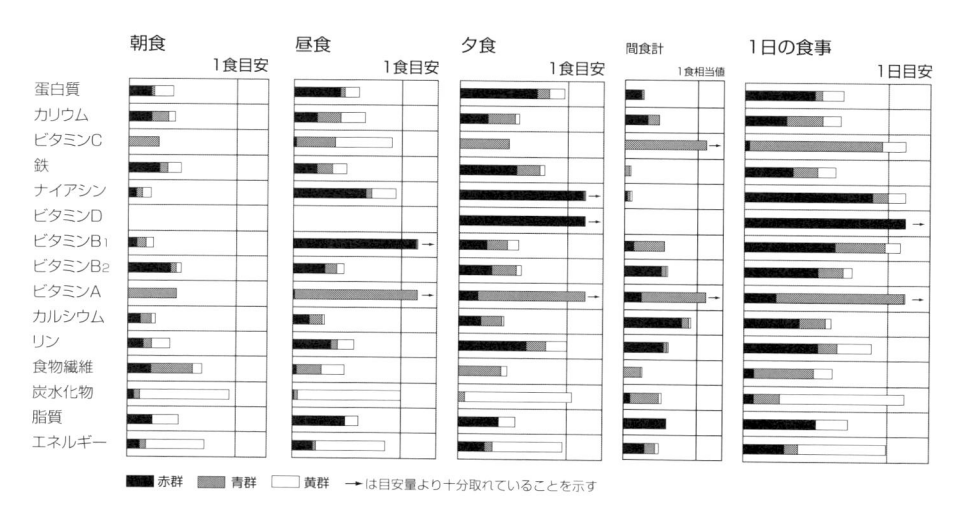

朝食　昼食　夕食　間食計　1日の食事
　　　1食目安　1食目安　1食目安　1食相当値　1日目安

蛋白質
カリウム
ビタミンC
鉄
ナイアシン
ビタミンD
ビタミンB1
ビタミンB2
ビタミンA
カルシウム
リン
食物繊維
炭水化物
脂質
エネルギー

■赤群　■青群　□黄群　→は目安量より十分取れていることを示す

「正しい食生活」実践の成果

　さて、Bさんは糖尿病の食品交換表の利用をやめて、私の提案する「正しい食生活」の基本を理解し、実践したところ、2週間後には車の運転ができるようになりました。2か月後には頭重感(ずじゅうかん)などの不定愁訴は消えました。内服薬も半量となりました。6か月後には矯正視力は左右0.5と改善しました。9か月後には左足の裏の硬結が消失し、白髪が黒くなり、視力も右0.8と改善します。

　1年後に内服薬は中止となり、裸眼視力は両眼とも1.0となりました。4年後、眼底写真で毛細血管瘤(りゅう)はほとんど消失していたので眼科医に称賛されました。5年後、裸眼視力は1.2とさらに良くなり、若いころ以上となりました。糖尿病は完治して20数年が経過していますが、現在も健康で若々しく、現役で仕事を続け、好きな旅行を家族や友人たちと共に楽しみ、充実した人生を送っておられるのは、とても嬉しいことです。

　この方は、私どもが作成した教育用ビデオ『糖尿病』(煥乎堂)に登場していただいています。

　現行の食事療法と私のやり方との違いによる体調の変化を体験したBさんは、次のようにまとめてくださっています。

①カロリー重点の献立による食事を食べていたころ

　朝起きにくい・眼底出血で視力が低下し、車を運転できない・顔のしびれ感・口渇感(体調不良で"命の先取り"を考えるようになった)・血圧不安定(少しの運動で息切れがして、身体がなんとなくだるい)・左脇腹痛・血糖値不安定・内服薬の服用(カロリー重点の献立による空腹感と晩酌(ばんしゃく)のない生活が気分をいらいらさせていた)・手先のしびれ感・夜中の小便3〜4回・左足のしびれ感・足の冷えがきつくて、温めるものが離せない・左足の裏に硬結(4cm大)ができて壊疽(えそ)を心配していた。

②栄養素の整った献立による食事を取るようになってから

　朝起きやすい・視力が回復し運転ができる・顔のしびれなし・口渇感なし・血圧安定120／80・血糖値安定・薬不要・手足のしびれなし・起床とともに快便・夜の小便1〜2回・足は温かい・左足のしびれもなくなり、硬結も消えた。

　また、命の先取りも考えていたが、大きな見込み違いとなった。新築完成と同時に視力が1.0に回復した。車の運転もできるようになり、生活は一変して甦った。命の大切さをしみじみと感じながら、今後の生活設計を楽しく考え直している。さらに、かなりきつい運動をしてもこたえなくなり、体はいつも軽い感じがする。

　食事についても、満腹感で満足しながら、実質は腹八分目になっている献立でコントロールすることができ、体調はＶサインが出るほどに良くなり、1合の晩酌で五臓六腑も生き生きと活性化している。上腹部・下腹部の全面にあった硬いしこりも消え、気分爽快となった。何よりも旅行することが好きなので、知らない町や村をドライブして次々と目に映る風物や人々の生活環境を肌で感じていると、日常生活のストレスの解消にもなり、頭がスッキリしてやる気が湧いてくる。

糖尿病発症のころの食生活

　Ｂさんが糖尿病を発症されたころ、月の半分はお酒の接待があったとのことです。そのころの自宅での食生活を、ある1日として具体的に教えてもらいました。食事の時刻と所要時間、献立とグラム数を（　）内に赤群／青群／黄群の順に示します。

　朝食は7時半に10分間で、ごはん・みそ汁・漬物（油揚げ5／葱5・たくあん50・わかめ15／ごはん450・みそ10）。

　昼食は12時に10分間で、焼き魚・ごはん・漬物（塩さば150／たくあん50／ごはん450）。間食は15時半に5分間で、パン115。

夕食は 19 時半に 15 分かけて、牛ステーキとゆで卵とキャベツ添え・刺身・漬物・ごはん・酒（牛ヒレ肉 180・いさきの刺身 200・卵 50／キャベツ 100・たくあん 40／ごはん 300・清酒 555）。

夜食を 23 時 50 分に 30 分間で、さきいか 30、みかん 200・ラーメン 100・清酒 185。就寝時刻は午前 1 時で起床は 7 時、睡眠時間は 6 時間というものでした。

このような食生活を皆様はどう思われるでしょうか。

出会ったころの食生活

続いて、発症後、私と出会ったころの食事内容を挙げましょう。

朝食は 8 時に 15 分間で、ごはん・みそ汁・漬物（木綿豆腐 60／葉葱 5・胡瓜塩漬け 35・わかめ 15／玄米ごはん 165・みそ 10）。

昼食は 12 時に 15 分間で、焼き魚・冷奴・漬物・ごはん（塩さんま 80・木綿豆腐 100／胡瓜塩漬け 35／玄米ごはん 165）。間食を 16 時に牛乳 140。

夕食は 18 時 50 分に 30 分かけて、おでん・漬物・ごはん・酒（卵 50・ちくわ 60／大根 150・胡瓜塩漬け 35・こんにゃく 150／玄米ごはん 110・清酒 185）。

夜食を 23 時に 20 分間で、落花生 15・みかん 200・梅酒 100。就寝時刻は 0 時半、起床は 7 時 50 分で睡眠時間は 7 時間 20 分でした。目覚めは悪く、便通も悪く、気力も乏しい状態でした。

分析結果は図表 26 に示します。このように蛋白質の不足と青群の著しい不足によるビタミン・ミネラルの不足が目立ち、遅い夜食による朝食の乱れなどの問題点が明らかとなりました。

誤った食生活では誰でも体調を悪くして当然です。そこで「正しい食生活」を実践するよう指導し、納得してもらいました。具体的には、生活リズムを早寝早起きに改め、睡眠時間を 9 時間以上確保すること、赤・青群を増量、黄群を減量してイーチ・ミール・パーフェクトの食事に改めることなどでした。

改善後の食生活

　Bさんの奥様は、よく使う食品の栄養成分値を一覧表にして台所に貼（は）り、絶えず確認しながら"栄養素の整った食事"を用意しました。改善後のある日の食事は次のとおりです。

　朝食は7時半に25分かけて、なまりぶしのおろしあえ・豚肉の炒め物・かぼちゃの煮物・ごはん・果物・牛乳（なまりぶし40・豚もも肉40・牛乳100／大根葉100・かぼちゃ100・人参30・玉葱50・大根50・オレンジ50／ごはん120）。

　昼食は12時に25分間で、焼き魚・焼き豚・冷奴・さやいんげんの卵とじ・チンゲンサイのお浸し・きんぴらごぼう・ごはん（鮭30・焼き豚30・木綿豆腐100・卵30／チンゲンサイ100・さやいんげん120・ごぼう50・トマト50／ごはん120）。間食は15時半に5分間で、牛乳180・ポテトチップス10。

　夕食は18時に25分間で、刺身・大豆とひじきの煮物・小松菜のお浸し・ごはん・果物・牛乳（かつお70・大豆50・牛乳100／小松菜100・人参50・しそ1・りんご60・ひじき30／ごはん120）。

　21時半に就寝、6時40分に起床で、睡眠時間は9時間10分となりました。分析結果は図表27のとおりです。私のコメントは「とても良いお食事です。この調子でお続けください。生活リズムは30分早めましょう。朝食は7時までに食べるように改善すれば、さらに体調は良くなりますよ」でした。

　前述した体調の好転は、このような「正しい食生活」の実践の賜物（たまもの）でした。**"病気は起こるべくして起こり、治るべくして治る"** と **"病気は予防できる"** ということを知っていただきたいと願っています。

第3章「誤った」生活習慣を正して回復

図表26：改善前の食事分析結果
蛋白質、ビタミン、ミネラルが著しく不足

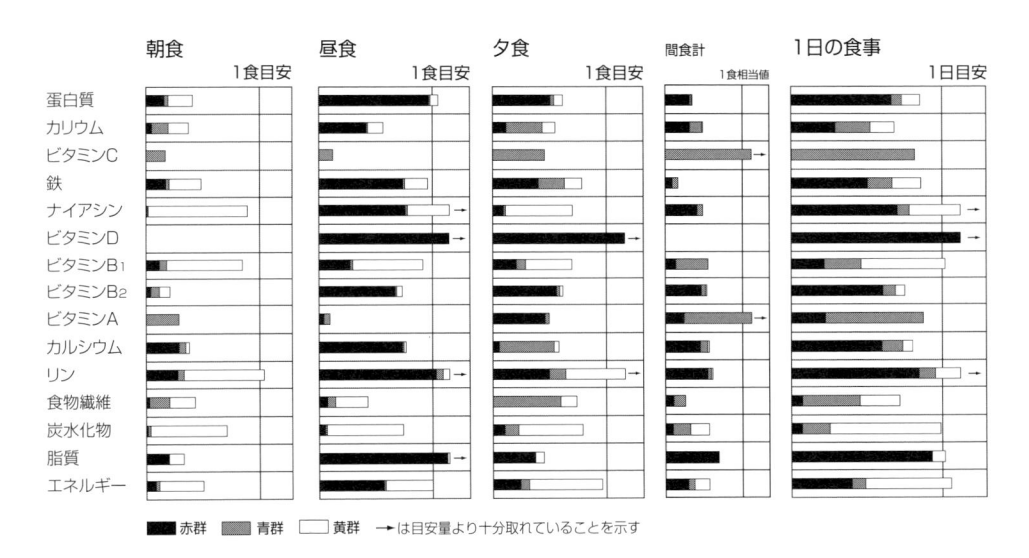

項目（縦軸）：蛋白質、カリウム、ビタミンC、鉄、ナイアシン、ビタミンD、ビタミンB1、ビタミンB2、ビタミンA、カルシウム、リン、食物繊維、炭水化物、脂質、エネルギー

列：朝食（1食目安）／昼食（1食目安）／夕食（1食目安）／間食計（1食相当値）／1日の食事（1日目安）

凡例：■赤群　▨青群　□黄群　→は目安量より十分取れていることを示す

図表27：改善後の食事分析結果
エネルギーを抑えつつ、栄養素の整った食事になった

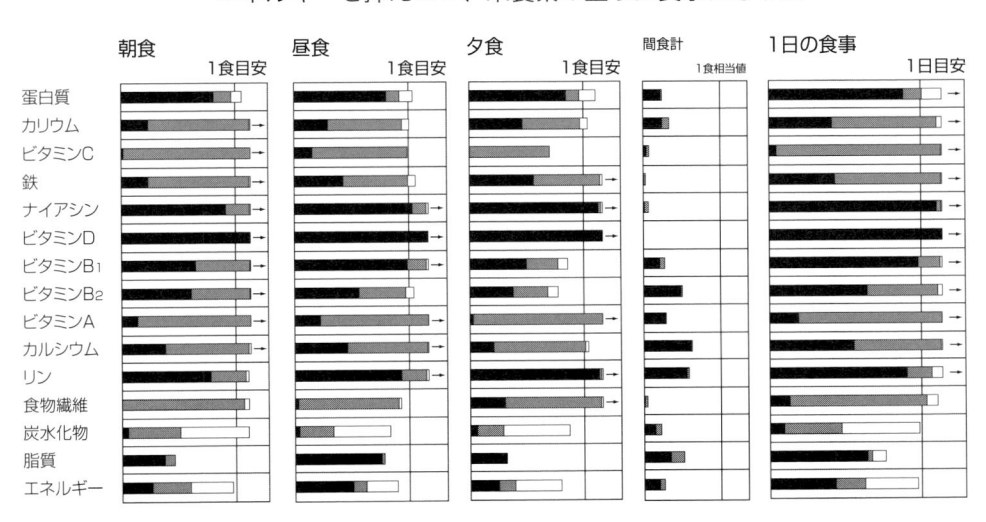

項目（縦軸）：蛋白質、カリウム、ビタミンC、鉄、ナイアシン、ビタミンD、ビタミンB1、ビタミンB2、ビタミンA、カルシウム、リン、食物繊維、炭水化物、脂質、エネルギー

列：朝食（1食目安）／昼食（1食目安）／夕食（1食目安）／間食計（1食相当値）／1日の食事（1日目安）

5 【糖尿病②】白内障を招いた糖尿病患者から学ぶ

ラーメンライスを好んだ男性

　次に、若くして糖尿病から白内障を招いた事例を紹介します。病気予防のために、それぞれの立場でのなすべき事柄について考えてみます。

　この方は17歳から22歳まで陸上選手（長距離走）として活躍し、身長162cm、体重58kg、BMI（体格指数）22.1で筋肉質の体型でした。18歳で就職し、23歳で54kgにやせましたが、筋肉はしっかりしていたそうです。

　34歳のとき、1月の人間ドックでは異常なしでしたが、8か月後には糖尿病が発症。この間、6月から二交代（朝8時～夕方4時半と夕方4時～0時半）での夜勤が始まり、睡眠と食事が不規則になりました。また、部下の女性たちの間でのトラブル続きに神経は疲れ、さらに猛暑で仕事場の環境は高温多湿（室温40℃・湿度100％）、重労働（30kgの荷物の運搬）で汗だくとなり、1日にジュースを4本も飲むようになりました。しかも食事は朝はあまり食べず、昼はごはんが多くておかずの少ないお弁当（社員食堂はあったが、内容的には良くない）、間食にラーメンをよく食べ、夜も食欲なく、ラーメンライスのような食事を好み、野菜をほとんど食べなくなったそうです。

　それによって8月末からやせ始め、身体はだるく、口が渇き、尿の回数も多くなり、9月に病院を受診したところ、糖尿病と診断されて即入院しました。3週間で退院し、仕事に復帰しましたが、体調は悪化して入退院を繰り返しました。38歳で歩行障害が現れ、階段が上れなくなり、入院。右視力は0.5に低下し、39歳で白内障と診断されました。血糖値は160～170mg／dlと高値ながら安定したので1年2か月ぶりに退院。体重は37kg（BMI 14）と極端にやせてしまいました。

　その後、血糖値は不安定（180～307mg／dl）になり、下腿部の皮膚がヒリヒリするようになりました（末梢神経障害の出現）。本人の意思ではなく、奥様の判断で「ミラー」（食生活分析診断）を受け、私との出会いとなりました。

食事を改善し、40kg まで回復

　出会ったころの食事内容は次のとおりです。献立と食品のグラム数を（　）内に赤群／青群／黄群の順に示します。

　朝食は、ごはん・みそ汁・コーヒー（豚もも肉 39・油揚げ 3・ミルク 5／人参 4・大根 4／ごはん 152・コーヒー 150）。11 時半にみかん 60。

　昼食は、ごはん・うどん・コロッケ・白あえ・漬物（卵 55／かつお節 3・木綿豆腐 10／ほうれん草 20・葱 2・かぶの葉塩漬け 14・大根 10・すだち果汁 5／ごはん 84・うどん 155・じゃが芋 60・こんにゃく 5・マヨネーズ 5）。

　夕食は、ごはん・煮物・すまし汁（いか 28・ちりめん 8・かつお節 3／人参 46・白菜 20・大根 20・とろろ昆布 3／ごはん 152）。

　分析結果は図表 28 に示します。コメントには「多くの栄養成分に摂取不足が見られます（栄養失調です！）。インスリンの生合成には、栄養素を整えて食べることが大切です。（中略）タバコはやめるべきです」と記しました。病気になっても、喫煙（1 日に 15 本）を続けていたことには驚きました。これでは病状も悪化します。

　退院して 1 か月後でしたが、体重は 35.5kg に減少し、白内障は両眼に現れて視力も悪く、皮膚がヒリヒリする範囲は足首にまで広がり、階段の昇降も自力では無理でした。本人は「運動しようと思うけれども、めまいがしたり、体がだるく、足が自由に動かないため非常につらい。下痢(げり)も続く……」と訴えていました。実母も同席していましたが、彼女も糖尿病で治療中でした。

　奥様は真剣に食事を整え、協力を惜しみませんでした。図表 29 に示すように、毎食に魚を使い、とても良い食事内容となりました。その後、4 か月で体重は 40kg まで回復。半年間は「ミラー」での指導をしましたが、体調が良いとのことで途絶えました。

図表28：出会ったころの食事分析結果
多くの栄養素が著しく不足し、栄養失調に

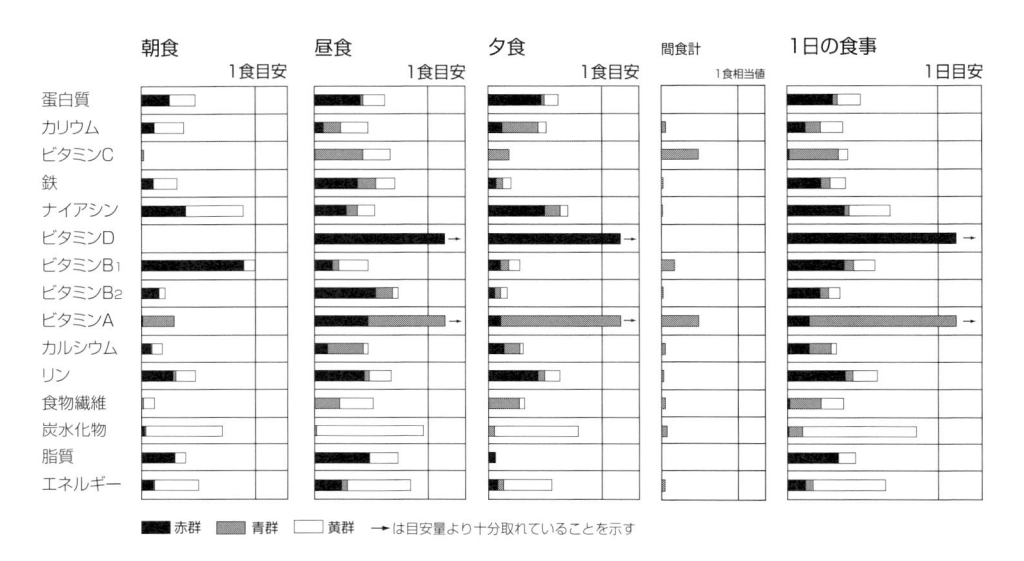

■ 赤群　▨ 青群　□ 黄群　→は目安量より十分取れていることを示す

図表29：改善後の食事分析結果
重要な栄養素をしっかりと摂取している

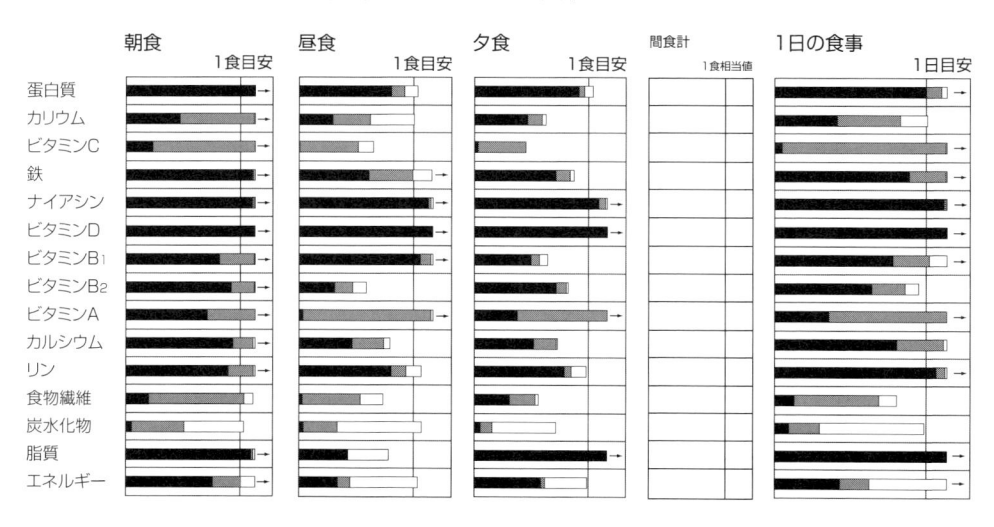

病気予防のためになすべきこと

　後日、奥様から伺ったところによれば、1年半ほど体調が良く、その間に白内障の手術で視力が回復し、散歩を楽しむほどになりました。しかし、熱心すぎたらしく、足の裏に壊疽ができ、悪化したため、足を切断。もう一方の足の甲にも壊疽ができてから体調が悪くなり、自宅療養していましたが、回復せぬまま永眠されました。45歳でした。インスリンを使用しない治療法の限界を示した貴重な症例になってしまったことは、あまりにも哀れでなりません。

　教育の機会はいろいろとあるはずです。なんとかしなければならないと思います。これらの症例から病気予防のために、それぞれの立場でなすべきことを以下に要約しておきます。

1、家庭（家族）では、好き嫌いのない子に育てること
　　健康を支える食事の取り方（「正しい食生活」）を実践すること

2、スポーツの指導現場では、「健康的な体力づくり」を基本にして競技力の向上を図ること
　　スポーツをする人ほど、一般の人以上に多くの睡眠と食事を取る必要があることを理解させてほしい。ここでも「体の仕組み」の学習と「正しい食生活」の実践が必要となる

3、会社の社員食堂などにおいて提供する食事も「健康になる食事」であってほしい
　　社員は健康になり能力も伸びる。ひいては会社にも貢献できることになる

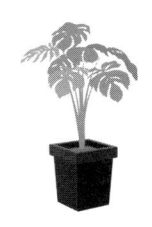

【コラム】ほっとひと息③
作り置きできるおかず編

　忙しい朝におかずを揃えるのは大変！　と思う方に、昔のお母さんの知恵が詰まった"昆布巻き"をご紹介します。

　鮭を巻いてじっくり煮た昆布巻きは、現代人に不足しがちなカルシウム、鉄分、食物繊維を補い、かつ作り置きできる便利なおかずです。

　ポイントは、**お酢を使って小骨を柔らかくする**こと。骨まで丸ごと食べれば、カルシウムもたっぷりです。特別に、佐藤家の味をご披露しましょう。

◎**昆布巻き**　■　作り方（6本分）　■

日高昆布（8×12cm）‥6枚　塩鮭‥6切れ（600g）※鮭の頭を使うとさらに良い
かんぴょう‥2.5m　酒‥100cc　みりん‥大2　砂糖‥大2
しょうゆ‥大2　酢‥大2

①昆布はたっぷりの水に浸し、柔らかく戻す（戻し汁も使うので取っておく）。
②薄い塩水を作り、塩鮭を10分浸して塩抜きする。かんぴょうは塩（適宜）
　でもみ、水洗いする。
③鮭の水気を拭き、均等の厚さになるよう、幅の広い部分（背身）を一部切る。
　昆布は水気を切り、幅の狭い側を手前にして鮭をのせ、きつめに巻く。
④2～3か所をかんぴょうでゆるめに結ぶ（かんぴょうは結んでから切る）。
　鍋に結び目を下にして並べ、酒と酢、昆布の戻し汁をかぶるくらい加える。
⑤落とし蓋をし、弱めの中火で竹串がスッと通るようになるまで煮る（煮
　汁が少なくなれば、戻し汁か水を足す）。
⑥砂糖、しょうゆ（大1）を加えて20分ほど煮る。
　みりん、しょうゆ（大1）を加えて5分煮て、火を止める。粗熱が取れたら、
　容器に移し冷蔵庫で保存する。

　朝、さっと切って食卓へ。魚をにしんに変えたり、好みに合わせて調味料を加減し、それぞれの家庭の味にしてください。

第4章 体の"肝心"、食が肝心

1 【心筋梗塞】「正しい食生活」に切り替えて手術を回避

心筋梗塞になったCさん

　ここでご紹介するのは、急性心筋梗塞と診断され、緊急にカテーテルによる経皮的冠動脈形成術を受けた際に「半年後に再検査し、その結果を診てから冠動脈のバイパス手術をしましょう」と告げられた公益財団法人モラロジー研究所の維持員である社長のCさん（60代）です。手術を避けたい一心で病院の栄養指導を忠実に守ったところ、体力も気力も低下していました。不安になっていたころに私と出会い、「正しい食生活」に切り替えて急速に回復し、4か月後の検査で医師から"完治"と言われました。

　実は第3章（55〜59ページ）に登場していただいた新潟県のIさんと、この方の奥様とは麗澤高校（千葉県柏市）での同級生でした。この結果は同窓会でのご縁の賜物です。Cさん夫妻のご協力を得たので、お便りも交えて紹介します。

発症までの様子

　青年期のCさんは168cm、体重62kg、BMI（体格指数）21.9で良い体型でした。会社を設立した28歳で68kg(BMI 24.1)と増え、それ以降61歳までは72kg（BMI 25.5）前後と肥満体でした。時々の外傷以外は病気をしたことはありませんでした。飲酒は会合などでビール3〜5本くらい、夏季だけは毎晩ビール350ml。喫煙は、20歳ごろから1日30本。胸が痛くなると禁煙2〜3か月、痛みが治まると喫煙というサイクルを繰り返し、50歳で完全に禁煙しました。

健康診断は毎年受診していました。

　平成3年（1991）、49歳のときから肥満傾向と高血圧に"要注意"と言われ始め、翌年からはさらに脂質代謝異常が加わり、"要精密検査"となりました。そのうち1回だけ"糖尿病に注意"が加わりました。平成14年2月の健診では"動脈硬化に要注意"が追加されました。事務的な仕事が中心で、ゴルフを月1回ほどしました。頭重感や肩凝りが出ると、鍼と漢方薬で対応してきたそうです。

Cさんの発症当時の様子と治療経過

　平成14年6月ごろより、手のしびれがありましたが、ゴルフの練習のしすぎだと考え、放置していました。仕事は普段と変わりありませんでした。9月中旬、突然背中に今までに経験したことのない強い痛みを感じました。9月26日の夜、再び強い痛みが起きましたが、すぐに治まりました。しかし、夜中の3時ごろに目が覚めて眠れず、翌朝に診察を受けて緊急入院となりました。診断名は急性心筋梗塞、狭心症、高脂血症。その日のうちに左冠動脈回旋枝の狭窄に対し、カテーテルによる経皮的冠動脈形成術を受けました。右冠動脈の狭窄に対しては、1週間後に同じような処置が施されました。薬は7種類を服用していました。

　私と出会ったころの食生活を奥様の手紙から抜粋しましょう。

　——退院後、2週間ごとの通院に合わせて、食事療法の指導を受けるために、私も病院に通いました。それは3日分の食事の内容と量を見てもらうというものでした。夫の1日分は1600kcalで20単位（1単位80kcal）。減量目標は10kgでした。2回目の面接で私の作る食事にOKが出ました。体重は順調に減りましたが、3回目の面接日を控えて、夫の顔色が退院時より悪くなってきているし、何事にも無気力になってきているように思えて、なんとなくスッキリしない日々を過ごしていました。

　そんなとき、私自身の気分転換にと思い、麗澤高校時代の同窓会に思い切っ

て出かけました。周囲には「病人を置いて……」という声もありましたが、宿は新潟のＩさんとの２人部屋、幸運でした。卒業以来の会話を楽しみ、夫の病気のこと、今気がかりなことなどを聞いてもらっていると、佐藤先生を紹介してくださいました。帰宅して翌日には先生に連絡を取り、いろいろなお話をお聞きしました。早速、「ミラー」（食生活分析診断）の用紙に病院の指導でＯＫの出た食事を書き、提出しました──。

　発症から２か月経過したころの食生活は次のとおりです。食事の時刻と所要時間、献立と食品のグラム数を（）内に赤群／青群／黄群の順に示します。
　朝食は７時15分に20分間で、納豆・ごはん・みそ汁（納豆30・絹豆腐18／胡瓜64・玉葱15・葱18／玄米ごはん148・みそ7）。
　昼食は12時25分に30分間で、焼き魚・煮物・ごはん（鮭80／人参8・キャベツ42・ごぼう10・竹の子38・なす54・れんこん14・こんにゃく4・わかめ54・梅12／玄米ごはん200・油3）。
　夕食は19時35分に40分間で、炒め物・煮物・ごはん・みそ汁・果物（豚ヒレ肉40／人参15・キャベツ38・胡瓜48・ごぼう12・大根26・葱16・白菜26・こんにゃく25・生椎茸13・りんご76／玄米ごはん154・油3・みそ5）。
　就寝時刻は23時40分で10分後に入眠。目覚める時刻は６時10分だが、起床まで30分かかり、睡眠時間は７時間しかとれていない。不定愁訴は７個(全身がだるい・考えがまとまらない・いらいらする・物事に熱心になれない・根気がなくなる・めまいがする・気分が悪い）あり、持続症状も、下痢しやすい・便秘がち・頭髪が薄く白髪があり肌荒れもあった。特に「服薬の影響か、下痢したり便秘がちであったり、めまいがする」と訴えていました。分析結果は図表30に示します。
　病院で食事指導を受けていましたが、これでは回復できないと判断し、「正しい食生活」を実践するように助言しました。コメントは「睡眠あっての食事です。７時間では少なすぎます。21時までには休み、９時間以上は眠りましょう。食事は毎食ともに赤・青群が少なすぎて、重要な栄養素が著しく不足しています。これが体調を悪くしている原因の１つです。早急に増量して改善し

図表30：発症から2か月が経ったころの食事
重要な栄養素が著しく不足している

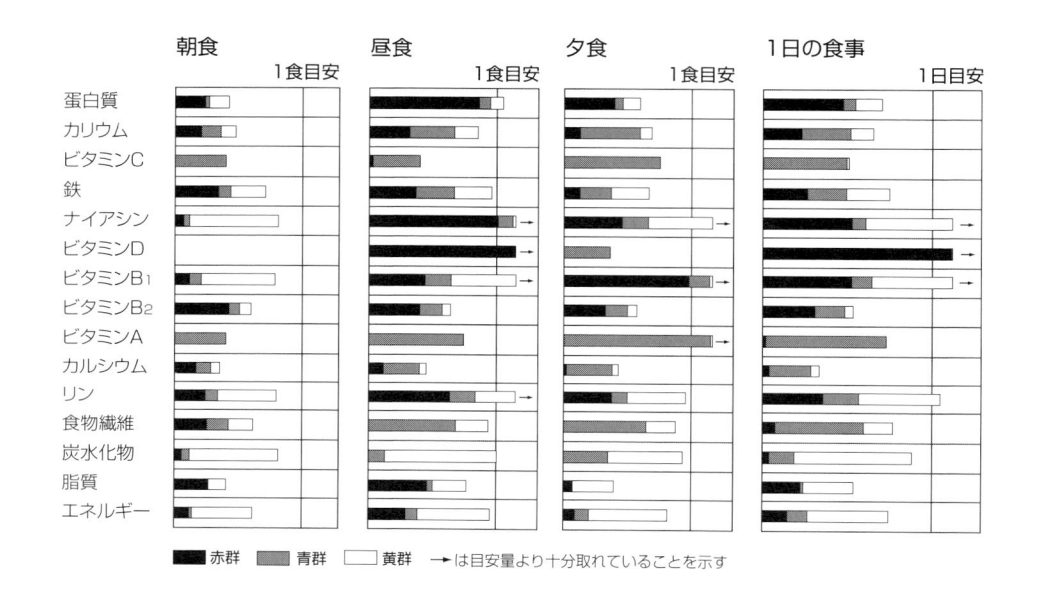

	朝食	昼食	夕食	1日の食事
蛋白質				
カリウム				
ビタミンC				
鉄				
ナイアシン		→	→	→
ビタミンD				
ビタミンB1				
ビタミンB2				
ビタミンA				
カルシウム				
リン				
食物繊維				
炭水化物				
脂質				
エネルギー				

■赤群　■青群　□黄群　→は目安量より十分取れていることを示す

ましょう。毎食に魚を食べましょう。黄群は脂肪になって蓄えすぎですので、しばらくの間だけゼロとして、ご自分の脂肪を燃やせばよいのですよ……」と述べました。

発症以前の食生活

　ここで、Cさんの発症前の食生活を記しましょう。普段の食生活がどのようなものであったかを知ることは、治療上だけではなく、病気を防ぐためにも重要です。Cさんの奥様は、かつての食生活について、次のように教えてくださいました。

　――朝は食べたり食べなかったりですが、食べてもごはん1杯（150g）とみ

そ汁（豆腐30gとわかめ）と生卵か焼きのりぐらいでした。昼は弁当を取っていました。夕食はごはん2杯（300g）と副食、夏などはビールも飲んでいました。そのうえ、夕食時刻は20時を過ぎていました。

　朝食を食べないときは、10時にお茶とあんパン1個（90g）を食べました。隣がパン屋で、あんパンは大好物でした。昼の弁当は250円でごはんは200g、副食は肉が中心で野菜が極めて少量で物足りませんでした。野菜にはキャベツの千切りが少し添えてありましたが、いつも食べませんでした。15時には、あんパン1個を毎日食べました。夕食の副食は野菜炒めが多く200gくらいの野菜は食べましたが、魚か豚肉の料理で、副食のすべてにおいて油っぽかった気がします。また、若いころから早食い（5～10分）でした。

　週2回は、夕食後に気分転換をしたいときや夕食が物足りなかったときに、2人で喫茶店へ出かけ、コーヒーとホットケーキ、時にはケーキを食べ、21時～22時半まで過ごしました。就寝時刻は0時～1時、起床時刻は7時～7時半でした。7時半に起床するときは朝食を抜きました——。

　このような食生活を20年以上も続けてきたとのことでした。発症して当然の、とても誤った食生活です。病気は起こるべくして起こります。

　健康診断を長年にわたって受けてきたにもかかわらず、誰からも食生活の誤りを指摘されることはなく、健康を維持する仕方も教えられていなかったことが気の毒でなりません。なんのための健康診断なのでしょうか。現在の医療体制において早急に改善すべき事柄の1つではないでしょうか。

　私が開発した「ミラー」は、食生活の誤りを具体的に指摘するだけではなく、「正しい食生活」を学ぶ学習方法も具体的に用意しています。やるもやらぬも本人次第ですが、導入すれば健康管理をより主体的に行える環境に導くことができます。事実、この方は「ミラー」を受けてくださったので、食生活の誤りを具体的に指摘することができました。その結果「正しい食生活」へ踏み出すことで良い成果が得られた次第です。次に、実践した食生活についてご紹介します。

「正しい食生活」実践の成果

　Cさんが実践を始めて3か月が経過したころの1日を示します。食事の時刻と所要時間、献立とグラム数を（）内に赤群／青群／黄群の順に示します。

　朝食は7時5分に20分間で、刺身・煮物・ごまあえ・ごはん・果物（まぐろ88g・焼き竹輪8・炒り大豆20・油揚げ16・ごま6／春菊78・人参4・大根31・ひじき戻し22・椎茸7・キウイフルーツ88／玄米ごはん80）。

　昼食は12時10分に25分間で焼き魚・煮物・温野菜・ごはん・果物（さば96・焼き竹輪12・炒り大豆10・油揚げ18／ブロッコリー60・人参14・大根156・ひじき戻し36・椎茸11・こんにゃく6・みかん82・梅干し10／玄米ごはん120・さつま芋46・里芋44）。間食は15時10分に5分間で、炒り大豆20・牛乳210。

　夕食は18時35分に20分間で、煮魚・煮物・ごはん・みそ汁・果物（あじ79・豆腐47・油揚げ26／なばな76・なす100・玉葱59・大根6・みかん78／玄米ごはん58・みそ21）。

　就寝時刻は21時25分、起床時刻は6時。分析結果は図表31に示します。赤・青群は増え、黄群は減り、かなり良い食生活となったことで、体調は急速に回復しました。翌月の検査入院では担当医から「完治しました」と告げられ、「手術は回避できました」という嬉しい報告を本人から受けました。また奥様から次のようなお便りをいただきました。

　――気分も良く体調の良い日がこんなに早く来るとは、思いもよらなかったことですので感謝の気持ちでいっぱいです。(中略) 夫は1日に1万歩を歩いて、ゆっくりと食事を取り、睡眠時間も9時間を心がけています。半年前には考えも及ばなかったリズムができ上がっています。そして、兎にも角にもいちばんの収穫は、10年余り健康診断ではEの評価しかもらえなかった夫の体調が、この3月の検査ではA、異常なしだったことです。

　これからはいろいろな方との出会いを大切にし、少しでも私どもの体験を通じて、佐藤先生の「正しい食生活」についてお伝えしながら、皆様と一緒に歩みたいと思っております――。

第4章 体の"肝心"、食が肝心

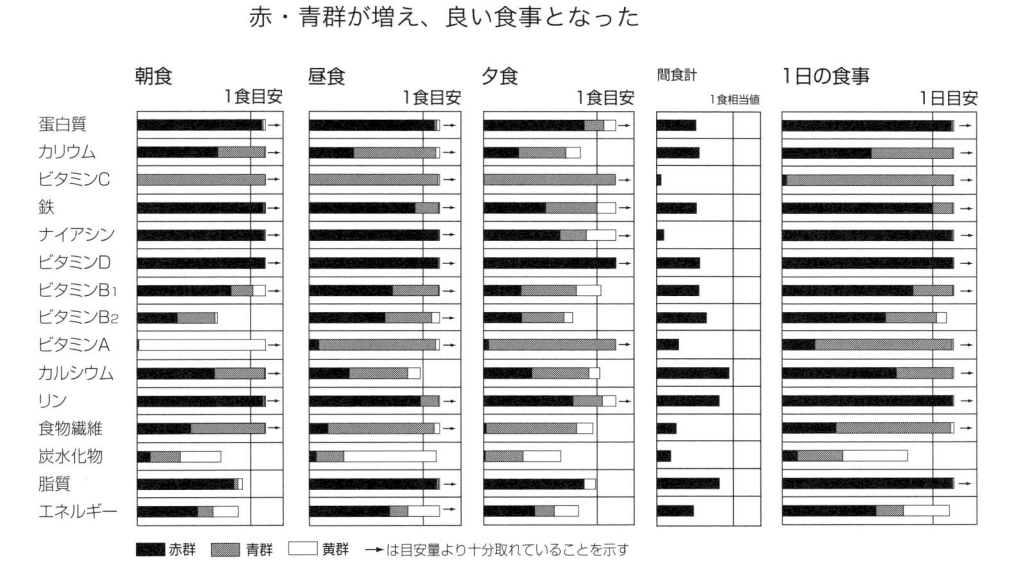

図表31：Cさんの改善後の食事分析結果
赤・青群が増え、良い食事となった

	朝食	昼食	夕食	間食計	1日の食事
	1食目安	1食目安	1食目安	1食相当値	1日目安

蛋白質／カリウム／ビタミンC／鉄／ナイアシン／ビタミンD／ビタミンB1／ビタミンB2／ビタミンA／カルシウム／リン／食物繊維／炭水化物／脂質／エネルギー

■赤群　■青群　□黄群　→は目安量より十分取れていることを示す

　「正しい食生活」の実践を続け、不定愁訴はすべて消え、体重は62kg台、BMIも22を維持し、心身ともに若々しく充実した日々を過ごされているのは何よりのことです。ピンチをチャンスに変えることのできたCさん夫妻でした。

2 【肝臓の病気①】胆石症の発作に伴う急性肝機能障害の回復

代謝の中心をなす「肝臓」

　私たちの「肝臓」は、主に物質の合成・解毒・貯蔵に代表される役割を担い、生体の代謝の中心をなす重要な臓器です。主な機能は、蛋白質代謝・糖質代謝・脂質代謝・胆汁色素代謝・解毒代謝・ビタミン代謝・ホルモン代謝・異物排泄機能・酵素機能・造血機能などです。これらの複雑多岐にわたる機能を円滑に

89

営むためには、生体における、代謝の流れやリズムが正常であることが肝要です。したがって、生活リズムの乱れや偏った食事による栄養素の不足や過剰などによって、代謝に支障をきたすと、たとえ余備力が豊富で、しかも再生力の旺盛(おうせい)な臓器といえども、ついにはさまざまな病気を招くことになるのです。

21世紀の人類を脅かす"肝臓の病気"

"肝臓が悪い"といわれる場合には、肝炎と脂肪肝が代表的な疾患です。脂肪肝とは、一般的に、中性脂肪由来の脂肪滴が、肝細胞の半数以上に沈着した状態です。脂肪肝の発生機序（機序＝仕組み）を脂質代謝異常の面から見ると次の2つに大別されます。

1、**血漿遊離脂肪酸の上昇に関連するもの**
　　高脂肪食・高糖質食・大量飲酒・糖尿病・飢餓(きが)状態などでは、大量の脂肪酸が肝臓に流入するために中性脂肪の蓄積をきたし、脂肪肝となる
2、**肝臓でのリポ蛋白の生成阻害によるもの**
　　中毒性脂肪肝では、肝細胞障害を伴って脂肪肝となる

ところで、肝臓で合成される中性脂肪の構成脂肪酸は、食事の中性脂肪に由来する脂肪酸、脂肪組織に由来する血漿遊離脂肪酸、糖質に由来してアセチルCoAから肝臓で合成される脂肪酸などですが、いずれも過剰に肝臓に取り込まれた場合には、中性脂肪に合成され、その大部分はリポ蛋白、特にＶＬＤＬ（Very Low Density Lipoprotein：超低比重リポ蛋白）の形で血流中に放出され、脂肪組織に取り込まれます。

肝臓の脂質量（通常肝臓の湿重量の3〜5％）は、食事からの脂肪・末梢の貯蔵脂肪・肝臓で合成される脂肪との間で、ある一定範囲内で平衡(へいこう)関係を保っています。しかし、「肝臓における脂肪合成の増加」「脂肪酸酸化の低下」「肝臓への脂肪動員の増加」「肝臓から末梢への脂肪放出の減少」の単独あるいは複合によって、肝臓への脂肪沈着が促進されて脂肪肝となるのです。

世界的には、化学物質による汚染も拡大していることから、21世紀におけ

る人類の生命を脅かす最も重大な疾患は、肝臓の病気であろうと予測されています。また、わが国では、Ｃ型肝炎ウィルスによる肝炎患者が多いために、病気の進行に伴う肝硬変や肝がんなどにも注目が集まっています。

このような状況下では、生涯現役で、しかも生きがいのある人生を過ごそうと願うならば、**肝臓の手入れの仕方を熟知しておく**ことが不可欠です。

そこで、肝臓の病気になった方々の貴重な体験をご紹介し、発症に至るまでの経緯を、食生活の面からの検討も加えて、「正しい食生活」の実践がいかに大事であるかをお伝えします。

67歳の男性の発症前の食生活

まず最初は、胆石症の発作に伴う急性肝機能障害を、自宅での安静と「正しい食生活」の実践により回復された男性医師のＤさん（67歳）です。

Ｄさんは夕食後にビタミンＣ剤を大量（1g）に服用して、1年後に胆石が生

図表32：発症前の朝食

蛋白質やカリウムなどの不足が目立つ

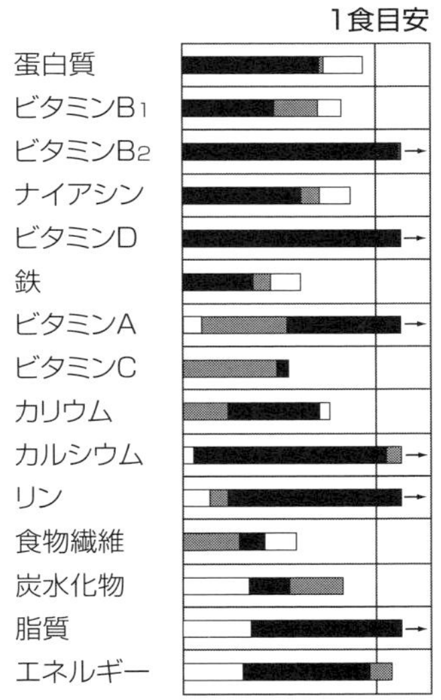

じたことを、すでに超音波検査で確認していました。しかし、これまで胆石症の発作は見られませんでした。医師として多忙を極め、しかも夕食後はボランティア活動にも精進されており、就寝時刻は午前2時になることも多く、睡眠は5〜6時間しかとれていませんでした。朝食は遅く8時過ぎで、栄養素の不足も目立ちました（図表32）。昼食と夕食は比較的良かったようです。

発症時の様子と「正しい食生活」の実践

胆石症の発作にみまわれたのは、医師会の会合での夕食中でした。突然の激痛に耐えられずに途中で帰宅。鎮痛剤を注射して、入眠しました。翌朝、尿が褐色(かっしょく)になったことに気づき、胆石症の発作に伴う急性肝機能障害が生じていることを自覚しました。しかし、日曜日であったので、翌日に超音波検査を施

図表33：「正しい食生活」による肝機能検査値の推移
正常域に向けて、数値は低下。急速な回復が見られた

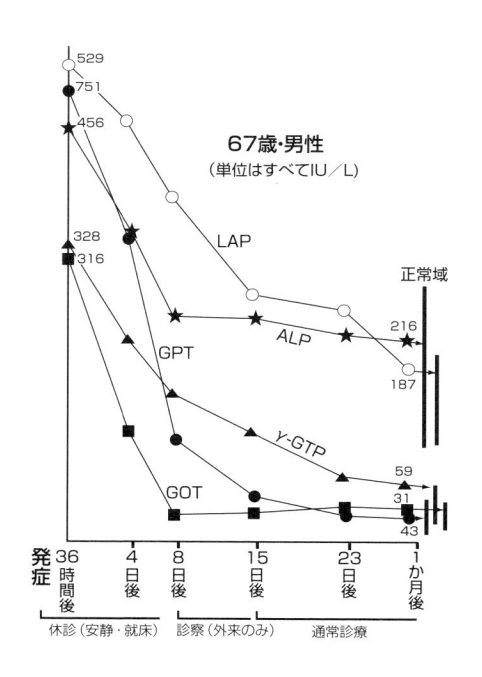

第4章 体の"肝心"、食が肝心

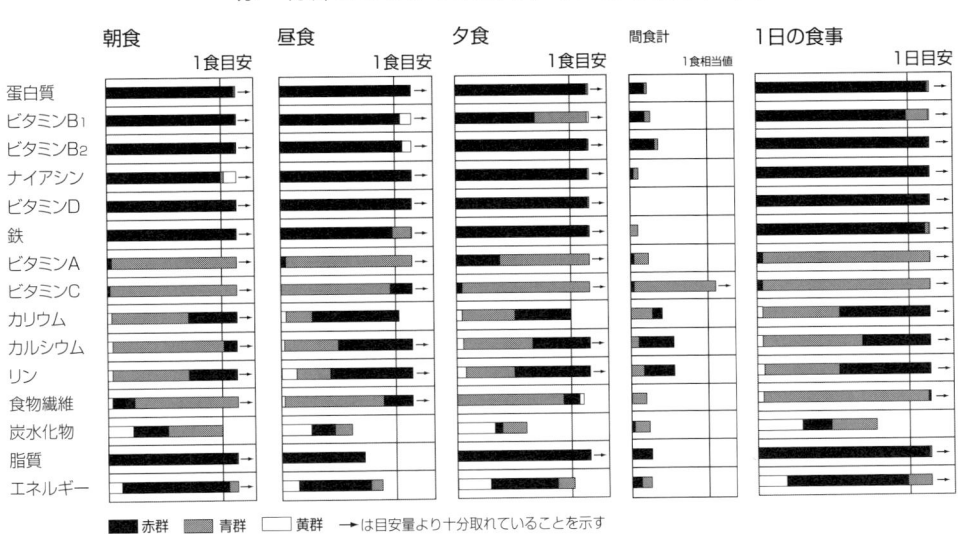

図表34：「正しい食生活」実践中
赤・青群をしっかり増量し、十二分な食事になった

行して、胆嚢内にあった胆石はすでに排出されたことを確認しました。さらに血液検査データは、図表33に示すごとくＧＰＴ751、ＧＯＴ316、γ‐ＧＴＰ328、ＬＡＰ529、ＡＬＰ456、とすべてにおいて異常高値を示していました。通常ならば入院加療を受けるべきところですが、自宅療養で治したいとのことでした。

実は発作の２週間前に、医師会の会合で私と出会っていました。さらにその２か月ほど前、すでに私のビデオをご覧になっていて、「健康を支える栄養学」に納得していたことなどから、肝臓の入れ替わりがとても速いことを自ら体験できる良い機会と考えられていたようです。

私は直ちに「ミラー」（食生活分析診断）を提出してもらい、分析結果から改善すべき点を指摘し、「正しい食生活」の実践を支援しました。この方は、①睡眠不足の解消が最も急務であり、早寝したうえで終日、安静・就床を保ち、②朝食の改善は図表34に示すごとく、赤群・青群をしっかり増量し、毎食ともに十二分な内容で食事を取り、③心の安らぎを重視して、好きな音楽鑑賞を

93

されました。

　その結果、図表33に示すように急速な回復が見られました。発症後は休診していましたが、8日目からは午前中の外来診療を始められ、15日目からは往診を含め、通常の診療を行うことができました。

　ご存じのように、ＧＰＴ（ＡＬＴとも表す）とＧＯＴ（ＡＳＴ）とは、肝細胞の破壊によって血中に遊出される酵素なので、その異常高値は肝炎の程度が高かったことを物語っています。またＬＡＰ、ＡＬＰ、γ‐ＧＴＰは酵素で、いずれも胆汁うっ滞や逆流が起こることで未知の誘導物資の排泄が障害され、それによって酵素の合成が亢進（高ぶり進むこと）するといわれる酵素誘導機序によって、血中に遊出されるものです。

　肝臓は1か月で96％も入れ替わり、また就床により肝血流量は3～4割も増えるので、毎食ともに栄養素の補給が十分になされたことと相まって、このような良い結果が得られた次第です。

　Ｄさんはちょうど1か月で肝機能検査値が正常域に戻るのを確認し、私の食事理論を高く評価してくださいました。そして、この理論を要約した指導箋を患者さんに配布し、特に高血圧症・肥満・糖尿病・リウマチ・肝臓疾患・アトピー性皮膚炎・気管支喘息の患者さんには、この理論を実践できるように導き、良い成果を上げておられるのは、とても嬉しいことです。

　お便りに、「これからも先生のお教えを関心のある患者さんや人々に伝えていくことによって、日本の人々の長寿と健康増進、そして病気予防のために頑張っていきたいと思っております」と述べておられます。

　すでに、お出会いから20年近く経ちますが、今も元気で、その言葉どおりの診療とボランティア活動を続けておられる姿に敬意を表します。

③【肝臓の病気②】肝炎から肝硬変に至った 3人の若者から学ぶ

22歳で肝炎になったEさん

　若くして肝炎を患い、20代後半には肝硬変と診断された3人の若者と出会って、発症前の日常生活に共通点が多いことと、肝炎の治療に食事が軽視されていたことを知り、心が痛みました。この方々の事例から、肝炎・肝硬変の予防と克服の道を探ってみます。

　まず、Eさんは18歳で就職。20歳で急性腎炎（じんえん）に罹患し、10か月間入院しました。22歳で急性肝炎となり入院を勧められましたが、仕事が多忙なため数か月間先送りにしたところ、慢性肝炎に移行してしまい、28歳で肝硬変と診断されました。身内の肝硬変患者2人は、すでに38歳と32歳の若さで死去されていました。病院・主治医・治療法が同じだったので、Eさんは健康の回復は絶望的だと、自暴自棄に陥っていました。私とはその最中での出会いでした。

　本人の話によると、腎炎・肝炎に罹患したころは、貯金に熱中していたので、切り詰めた粗末な食事だったようです。そのうえ、夜遅くまで仕事をしていたので、夕食は22時を過ぎることが多く、しかも1日でいちばん多く食べ、焼き肉が多かったようです。また、朝食は抜くこともあり、食べてもごはんと漬物程度でした。昼食はカレーライスやラーメンの大盛りだけで済ませることが多く、栄養素の不足した典型的な夕食偏重の食事でした。

　したがって、朝食の蛋白質量は著しく不足し、そのうえ、野菜・果物などが極めて少ないためにビタミンCの摂取不足もありました。ビタミンCは"ウィルスキラー"ともいわれるように、ウィルスのDNAやRNAを直接破壊する作用があるので、ビタミンCの摂取不足は避けなければなりません。

　さらに最悪なことにタバコを1日30本以上、時には60本も吸っていました。タバコは1本につき、血中のビタミンCを25mgも破壊するので、感染に対する抵抗力を弱めてしまいます。このような状況では感染症（腎炎・肝炎）になっても

不思議ではありません。肝炎の治療中も食事については、具体的に指導されることはなかったようですが、食後はできるだけ横になるようにしていました。

「正しい食生活」を本気で実践

「ミラー」（食生活分析診断）を提出後、Eさん夫妻に「正しい食生活」について指導を行いました。結婚後は食事の内容が良くなったといいますが、まだむらが大きく、内容も食事の時刻も改善すべき点が多く見られました。しかも、前述のごとくビタミンCの著しい不足と喫煙を続けていたことには驚くとともに、一気に肝硬変へと進行したことも頷けました。顔色は土色で悪く、歯肉にはビタミンCの欠乏症状の色素沈着症が顕著でした。

Eさんは指導の翌日より「正しい食生活」に切り替え、本気で実践されました。その結果、血液検査で指摘されていた貧血・低アルブミン血症・低コレステロール血症は、まもなく回復しました。

そして、腹腔鏡検査・肝生検・肝シンチグラムなどで指摘されていた肝臓右葉の著明な萎縮がありながらも、食生活の改善とともに肝臓の左葉の肥大が認められるようになり、十分な機能を果たせるまでに回復しました。顔色も良くなり、若々しくなりました。

このような良好な結果が得られたのは、以前の病院を離れ、別の病院の女性医師さん（以前から私の食事理論を肯定していた方が、主治医として一役買ってくださったのです）の支援の賜物であったことを付記しておきます。Eさんは、私との出会いは救いであった、と述懐されましたが、まず本人が自然治癒力に目を向けて、規則正しい生活リズムとともに、食事を整えることに全力を注ぐことが大切なのです。

B型肝炎と判明したFさん

Fさん（男性）は18歳で就職。21歳で初めて献血した際、肝炎を指摘され、精密検査の結果、B型肝炎と判明しました。家族全員の検査では誰も肝炎は認

第4章 体の"肝心"、食が肝心

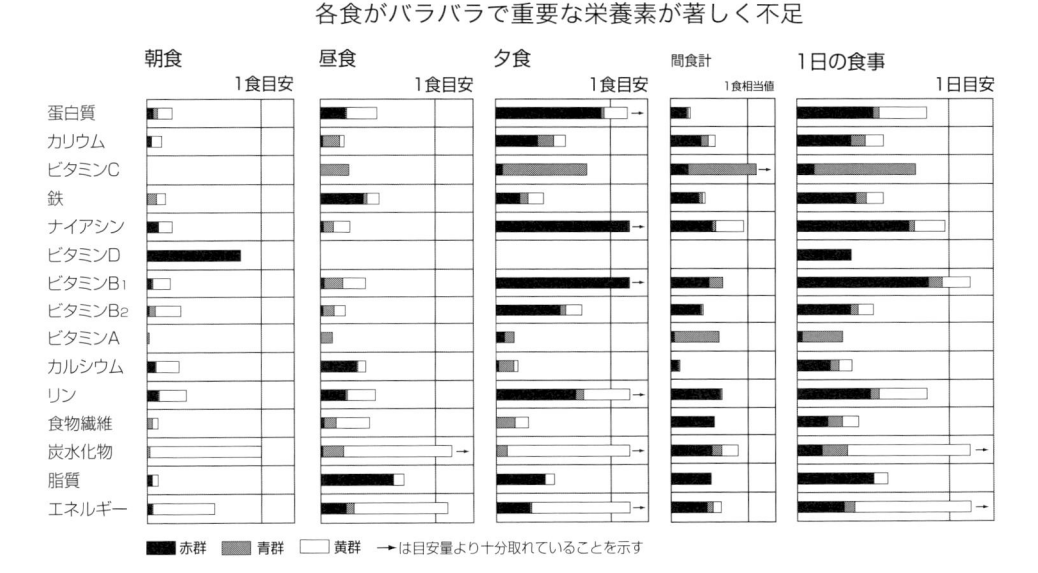

図表35：Fさんの食事分析結果
各食がバラバラで重要な栄養素が著しく不足

	朝食	昼食	夕食	間食計	1日の食事
	1食目安	1食目安	1食目安	1食相当値	1日目安

項目：蛋白質、カリウム、ビタミンC、鉄、ナイアシン、ビタミンD、ビタミンB1、ビタミンB2、ビタミンA、カルシウム、リン、食物繊維、炭水化物、脂質、エネルギー

■赤群　■青群　□黄群　→は目安量より十分取れていることを示す

められず、輸血の既往歴もありませんでした。

　仕事は三交代制勤務のため、生活リズムはどうしても不規則になりがちでした。タバコは毎日20本。肝炎とわかってからも喫煙していました。食事を栄養面から考えたことはなく、なんでもよいと思っていたそうです。アレルギー性鼻炎も併発していました。

　食生活を分析したところ、明らかに朝食と昼食の著しい摂取不足とエネルギーの過剰がわかりました。年齢は若くても体力は乏しいほうと判断されました。Fさんは、抗体のできていない状態で病気が進行中であり、肝硬変の診断を受けていたので、日勤のみの仕事に変更してもらい、「正しい食生活」の実践を徹底しました。その結果、抗体が産生できるようになり、すっかり病状も安定して、若者らしい明るさが戻ってきました。

指導前の食生活

　Fさんの食生活の改善前の状況を、具体的にご紹介しましょう。この方は身長175cm、体重73kg、BMI（体格指数）23.8でした。ある日の食事内容は次のようでした。食事の時刻と所要時間、献立と食品のグラム数を（）内に赤群／青群／黄群の順に示します。

　朝食は7時25分に10分かけて、おにぎり・コーヒー（鮭フレーク10／のり佃煮10／ごはん180・缶コーヒー190）。間食を10時に10分間でコーヒー（コーヒー粉末2・ミルク5・砂糖10）。

　昼食は12時15分に12分間で、きつねうどん・ごはん・フルーツポンチ（油揚げ30・なると10／長葱15・桃20とみかん15とパイナップル15は缶詰、バナナ17／うどん215・ごはん160）。間食を14時に10時と同様のコーヒー。

　夕食は20時に20分間で、豚肉の生姜焼き・チキンカツ・サラダ・ごはん・漬物（豚もも肉75・鶏もも肉60／キャベツ60・胡瓜15・レタス10・たくあん5・ぶどう10／ごはん470）。夜食は22時21分に10分間で、ゆでとうもろこし140とオレンジジュース140。

　就寝時刻は0時過ぎ、起床時刻は6時10分ごろで平均睡眠時間は5時間半くらいでした。便秘は週2日。分析結果は図表35に示します。

　私のコメントは「多くの重要な栄養成分に摂取不足が見られますので、早急に赤・青群を増やして補いましょう。睡眠は早寝早起きで9時間以上を確保しましょう。『正しい食生活』の基本を忠実に実践することが大切ですね……」でした。

B型肝炎と肝硬変に罹患したGさん

　Gさんは18歳で就職し、このころに1回目の献血をしましたが、何も言われませんでした。21歳で2回目の献血の際に肝炎を指摘され、精密検査の結果、B型肝炎と診断されました。両親は健康で、家族にも肝臓病はありませんでした。本人の話では、18歳～21歳ごろは車が好きで出費の多くを車に回し、

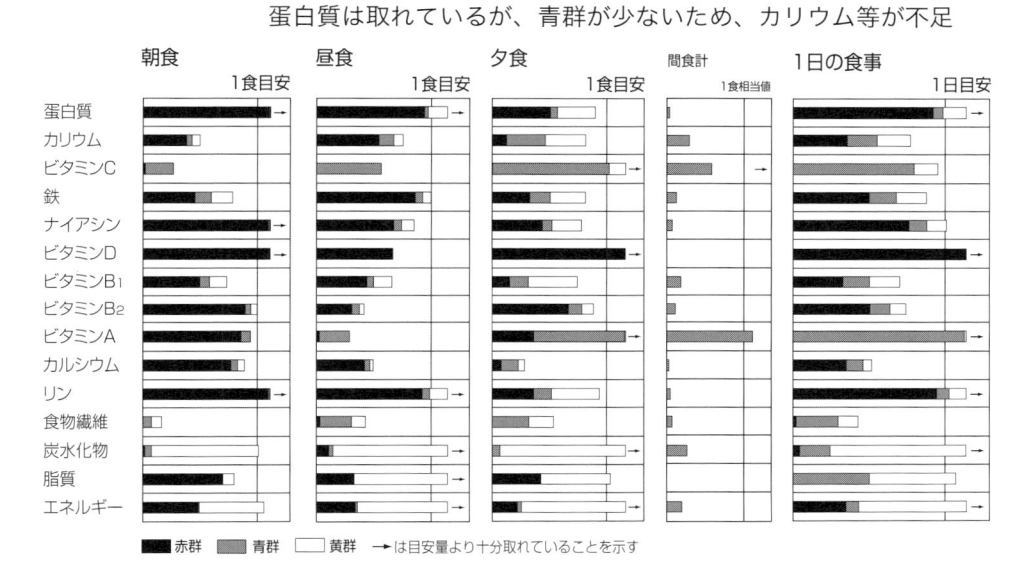

図表36：Gさんの食事分析結果

蛋白質は取れているが、青群が少ないため、カリウム等が不足

	朝食	昼食	夕食	間食計	1日の食事
	1食目安	1食目安	1食目安	1食相当値	1日目安

蛋白質
カリウム
ビタミンC
鉄
ナイアシン
ビタミンD
ビタミンB_1
ビタミンB_2
ビタミンA
カルシウム
リン
食物繊維
炭水化物
脂質
エネルギー

■ 赤群　▨ 青群　□ 黄群　→は目安量より十分取れていることを示す

食事は切り詰めていました。また、この方も同様に、仕事が三交代制の勤務であったため、生活は不規則で睡眠時間は短く、「朝食はどうだったのか？」と考えるくらい粗末に扱っていました。朝食を抜くことも多く、昼食もラーメンの大盛りなどで済ませ、夕食も遅くなっていました。栄養面から考えたことはなく、お腹いっぱいになればなんでもよいと思っていたそうです。

また、タバコを1日20本吸っていましたが、肝炎になってからは禁煙を始めました。この方とは27歳で出会いましたが、すでに肝硬変と診断されていて、2週間ごとの通院治療(漢方薬の服用)、月1回の採血と3か月ごとのエコー検査、年に1度の胃カメラとCTスキャンの検査を継続して受けていました。

Gさんはすでに私どものビデオ作品『2400時間の食事理論』を観ており、食事を通して体調を良くしたいという希望があったので、積極的に「ミラー」を受けました。ビデオを参考にしていたというだけあって、評価はかなり良かったです。蛋白質量は朝食33g・昼食28g・夕食29gとたいへんよく摂取していました。ただ、朝食のビタミンCは17mgと少なく、カリウム・ビタミン

B_1 に不足が見られたので、青群を積極的に補給すればとても良くなると判断しました。個人指導でその旨を伝えたところ、納得して実践をした結果、たいへんに良い体調になりました。医師にも病状が安定したと太鼓判を押され、とても喜んでいました。

Gさんの指導前の食生活

このGさんは身長165cm・体重62kg・ＢＭＩ22.8でした。指導前のある日の食事は次のようなものでした。

朝食は7時17分に13分間で、焼き魚・目玉焼き・ちりめん佃煮・松前漬け・ごはん・みそ汁（紅鮭67・ちりめん30・卵60・するめ13・数の子4／さやえんどう13・昆布13／ごはん200・みそ13）。間食は10時10分に1分間で清涼飲料100。

昼食は12時10分に13分間で、天丼・漬物・スープ・豆乳（えび55・かまぼこ30・木綿豆腐20・豆乳200／なす45・ピーマン15・胡瓜塩漬け20・白菜塩漬け35／ごはん235・天ぷら衣40）。間食を15時10分に1分間で炭酸飲料100。

夕食は20時40分に15分間で、カレーライス・サラダ（鶏肉40・ゆで卵50／人参5・ブロッコリー50・レタス33・胡瓜40・トマト30・玉葱5／ごはん280・じゃが芋90・カレールウ15・ドレッシング10）。夜食は22時45分に5分間でスイカ225。

就寝時刻は23時15分、起床時刻は7時でした。分析結果は図表36に示します。蛋白質は比較的よく取れていましたが、毎食均等に取るほうがよいことと、青群が少なすぎたので、せっかくの蛋白質もカリウム不足では効果が出にくいこと、黄群を減らして青群を増やし、15分以上かけてよく噛んで食べること、夕食の時刻を18時ごろに早めるように伝えました。

肝炎発症の共通因子と克服への道

3人ともが食生活の改善に成功しました。これらの事例から、予防と克服の

道を探ってみましょう。

　最初のEさんの場合は、奥様が食品の栄養成分値を活用して、栄養素の整ったおいしい食事を作り、本人も夕食を自宅で18時に済ませてから再び仕事場へ戻るなどの工夫をし、家族で「正しい食生活」を実践した成果です。

　また、ほかの2人は、実は指導直後に、社員食堂の食事改善が完了し、その恩恵を受けることができました。三交代制の社員の方々は3食とも栄養素の整った食事の提供を受けられるようになり、食事の質の改善が容易となったとのことでした。いつでも真似して食べられる食事を提供する食堂の存在は大きいようです。これが彼らの成果に結びついたことは明らかです。栄養素の整った食事の提供は、働く者には大きな支えの1つです。『社員の食事を考える──社員食堂・釧路の試み』(煥乎堂)というビデオ作品に、この社員食堂の改善の経緯を収録しています。

　この3人の若者は、肝炎からわずか数年で肝硬変に至りました。彼らの生活には共通点がありますので、主なものを列挙しましょう。

1、生活リズムが不規則だった（どちらかといえば夜型）

2、睡眠時間が不足していた

3、食事の取り方が誤っていて、特に重要な蛋白質とビタミンCに著しい摂取不足があった
　　朝食が最も粗末に扱われており、昼食も朝食に準じて悪く、夕食だけがまともに近い内容だった

4、喫煙の習慣があった

　肝炎は感染症ですので予防できるものです！　朝食の蛋白質とビタミンCに鍵(かぎ)があるといえます。生活リズムが夜型になってしまう方は、朝食がおろそかになるので、最も病気の成立しやすい状況に置かれてしまうことを念頭に置き、早急に生活リズムを朝型に切り替えることが大事です。

　肝炎になった後も、3人とも食生活の改善がされていなかった事実には驚きました。短期間で肝硬変に移行してしまったのも頷けますし、気の毒でなりません。健康を支えるためには「正しい食生活」の実践が大事です。肝炎・肝硬

変といえども、予防と克服にはこの「正しい食生活」の実践が欠かせないことを強調しておきます。

4 【肝臓の病気③】C型肝炎ウィルスのキャリアーから解放された女性

C型肝炎と判明したTさん

　C型肝炎ウィルスに罹患した方々は、肝がんの発症率が高いといわれていますが、実は完治も夢ではありません。次にご紹介するTさんのように、本気で「正しい食生活」を実践し、ビタミンCを大量服用することで、肝炎ウィルスは消滅します。Tさんのご協力のもとにお便りを交えてご紹介します。

　老舗の漬物会社の副会長を務めるTさん（女性）は、40歳から毎年健康保険の検診を受けていましたが、ご主人の還暦を機に54歳から人間ドックに切り替えました。平成6年(1994)、HCV抗体陽性C型肝炎ウィルス・キャリアーと判明しました。それまで判明しなかったのは、検査項目に入っていなかったためでした。原因は昭和33年（1958）に長女を出産した折、難産で大量の輸血を受けた際の血液に問題があったと考えられました。担当医から、「2か月に1回は血液検査をして様子を見ましょう。肝炎は治りませんので、一生上手に付き合うしかありません」と言われ、憂鬱な日々を過ごしながらも通院はしませんでした。

学習前の食生活

　HCV抗体陽性と診断された当時は57歳で、身長170cm、体重62.3kg、BMI（体格指数）21.6でした。そのころの食事の時刻と所要時間、献立と食品のグラム数を（　）内に赤群／青群／黄群の順に示します。

　朝食は9時に20分間で、焼き魚・煮物・佃煮・ごはん・漬物・みそ汁・果

物（あじの開き 40・木綿豆腐 75・ヨーグルト 150／人参 15・白菜塩漬け 55・わかめ 10・なめこ 15・柿 180・いちごジャム 10／ごはん 150・里芋 80・みそ 10）。

昼食は 13 時 50 分に 20 分間で、かつ弁当・みそ汁（豚肉 50／キャベツ 30・わかめ 3／フライ衣 35・みそ 10）。間食を 16 時に 10 分間で、まんじゅう 38。

夕食は 20 時 30 分に 20 分間で、天ぷらうどん・果物（車えび 50・桜えび 5／なす 30・長葱 30・りんご 150／うどん 250）。

就寝時刻は 23 時 30 分、起床時刻は 7 時で睡眠時間は 7 時間半。目覚めは悪く、不定愁訴は 5 個（眠い・目が疲れる・考えがまとまらない・ちょっとしたことが思い出せない・腰が痛い）、持続症状には貧血がありました。また、「ふくらはぎの筋肉がつり、時々夜飛び起きることがある」とも訴えていました。分析結果は図表 37 に示します。

私のコメントは「朝食がいちばん大事です。7 時に食べましょう。昼食も夕食も遅すぎますし、赤・青群不足です。ビタミン B_1 の欠乏症状の 1 つが足のつっぱり（こむらがえり）です。赤・青群を増量して『正しい食生活』を実践し、9 時間は眠りましょう」でした。

学習後の食生活

学習後の食事はとても良くなりました。その分析結果を図表 38 に示します。

朝食は焼き魚・野菜の炊きあわせ・チンゲンサイのあんかけ・ごはん・漬物・みそ汁・果物（さんま 70・しじみの身 15・木綿豆腐 30・豚ヒレ肉 25／チンゲンサイ 50・人参 15・竹の子 30・ふき 20／大根おろし 50・胡瓜糠漬け 30・ひじき 25・キウイフルーツ 80／ごはん 100・里芋 50・みそ 10）。

昼食は焼き魚・レバーと五色野菜炒め・煮物・ごはん・漬物・果物・牛乳（かれい 50・枝豆 20・納豆 30・油揚げ 10・ごま 2・豚レバー 15・牛乳 80／人参 20・竹の子 20・セロリ 10・葱 5・生姜 2・ひじき 50・椎茸 16・大根糠漬け 30・夏みかん 80／ごはん 120）。

夕食は焼き魚・炒め物・焼きなす・煮物・ごはん・漬物・みそ汁・果物（鮭 50・かつお節 1.5・木綿豆腐 30・豚もも肉 25・ヨーグルト 90／大根葉 40・なす 50・

図表37：Tさんの学習前の食事
各食にむらがあり、多くの栄養素が不足

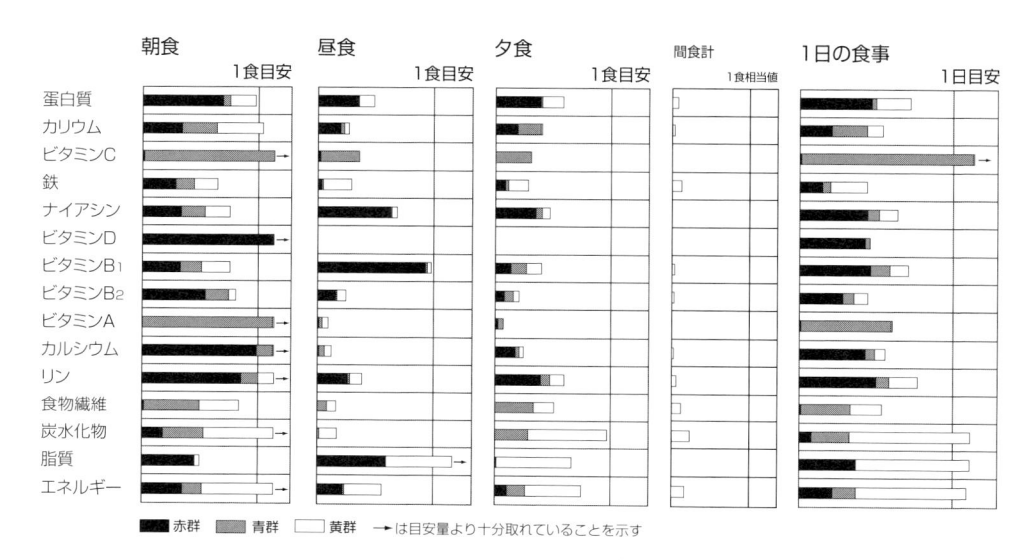

図表38：学習後の食事
毎食均等かつ赤・青群を増やしてパーフェクトに

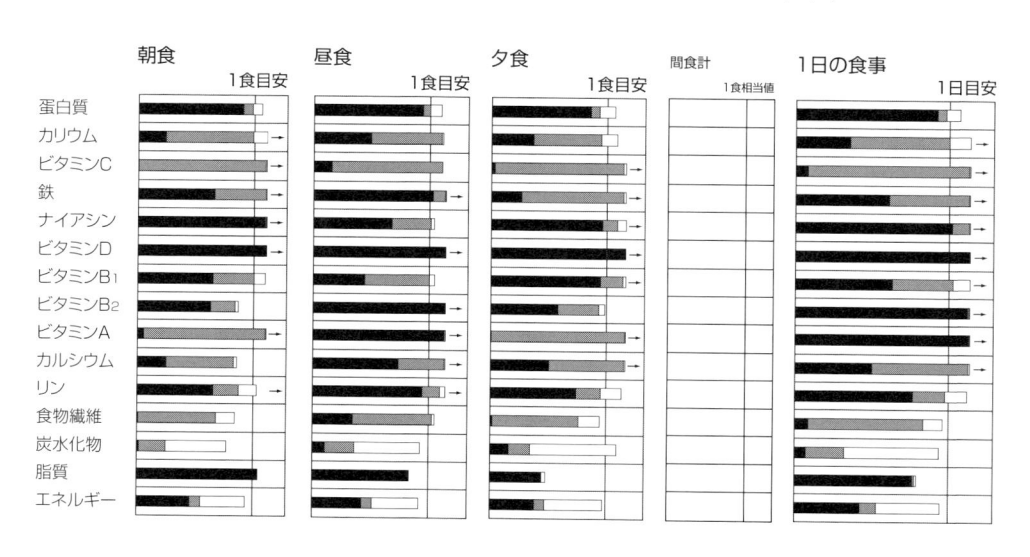

第4章 体の"肝心"、食が肝心

図表39：Tさんの1日の生活リズム（改善前と改善後）
早寝早起きを実践し、睡眠を大切にした

	起床	朝食	食休み	雑用	出社	昼食	昼寝	出社	夕食	就寝	横になった時間の合計
改善前	7:20	8:00〜8:20		8:20〜9:00	9:00〜14:00	14:00〜14:30		14:30〜19:30	20:30〜21:00	23:30	7時間50分
改善後	5:30	6:40〜7:10	7:10〜8:00	8:00〜9:00	9:00〜13:00	13:00〜13:30	13:30〜14:30	14:30〜18:00	19:30〜20:00	22:00	9時間20分

図表40：栄養素の整った食事を実践した前後のHBS抗原とHCV抗体の検査データ
実践開始から1年余りで陰性になった

	平成6年	7	8	9	10	11	12	13	14	15	16
HBS抗原	(−)	(−)0.5	(−)0.5	(−)0.5	(−)0.3	(−)	(−)	(−)	(−)	(−)	(−)
HCV抗体	(+)	(+)1.77	(+)0.76	(+)2.98	(+)	(−)	(−)	(−)	(−)	(−)	(−)

※平成9年9月より「正しい食生活」実践講座生となる
※平成10年4月に再学習を行う

さやいんげん20・生姜酢漬け15・ひじき50・キウイフルーツ50／ごはん150・じゃが芋60・みそ10）。

「今、なんの異常も感じませんが、HCV抗体陽性と言われました。普段は何に気をつけたらよいでしょうか」との質問を受けたので、①睡眠時間を十分に確保する（9時間以上）、②イーチ・ミール・パーフェクト、③C型肝炎ウィルスの感染によるものなのでビタミンCを大量に服用する、とお伝えしました。生活リズムの改善は図表39に示します。

また、「仕事柄、夕食が遅れてしまいます。それに伴って就寝時刻も遅れますので、朝食と昼食後に必ず食休みとして睡眠時間を確保するように努力しております」と、Tさんは話していました。

横になると肝血流量は3〜4割も増加するので、食後の休息は有益です。起床時刻を早めて朝食を7時までに改善したのも、とても良いことです。ビタミンCは朝1.5g、昼1.0g、夕0.5g、1日3.0gと大量に使用しました。

図表40に示したように1年後の検査では陰性となり、今日までずっと陰性

105

となっています。素直に実践した成果です。

「自信を持って"キャリアーではない"と言えるようになり、晴れ晴れとした毎日です。たくさんのＣ型肝炎の方がおられるようですが、病状が悪化しないうちに、生活環境を見直してみてはいかがでしょうか？　きっと良い結果が得られることと思います」ともおっしゃっています。

これを契機に漬物店に併設するレストランのメニューをパーフェクトメニューに改め、9種類も提供してくださっているのは心強い限りです。今後このようなお店が増えることを期待します。

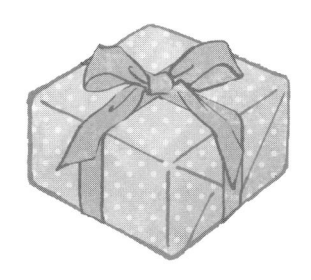

【コラム】ほっとひと息④
健康おやつ編

　本来、栄養の整った食事をしていれば、間食（おやつ）は必要ありません。しかし、どうしても食べたくなったら、歯ごたえがあって少量で満足できる、厚切りのかつお節やするめ（ソフトさきいかは×）、干し芋などがおすすめです。干し芋はカリウムを豊富に含みますが、ごはんの約2倍のカロリー（100gで320kcal）があるので、食べすぎに注意してください。

　簡単に作れるおやつとして、"黒糖煮干し" と "ホネホネせんべい" をご紹介します。"黒糖煮干し" はカルシウムだけでなく、カリウムや鉄分、ナイアシン、ビタミンDなども補給できます。

◎黒糖煮干し　■ 作り方 ■
煮干し‥100g　水‥100cc　黒砂糖‥100g
①煮干しをカラッとするまで電子レンジで加熱(ラップなし。500Wで約1分)。
②フライパンに水と黒砂糖を入れ、煮溶かす（中火）。
③②がある程度、煮詰まったら、①を入れてからめ、火を止める。
④クッキングシートの上に③を広げて、粗熱が取れたら、できあがり。
　煮干しは青光りしたものを選びましょう。黒糖が煮干しの酸化を防ぎます。

◎ホネホネせんべい　■ 作り方 ■
①さんま、あじ、いわしなどの身を食べた後、骨を電子レンジ500Wで3分程度かけると、パリッとした "ホネホネせんべい" になる（塩気があるが、足りなければ軽く塩を振る）。
②さけ、さばなどの骨の太い魚の場合は、①に加え、裏返してもう1～2分かけるとよい。
　たちうおもおすすめ。魚の種類や電子レンジの性能によって加熱時間も変わるので、加減してください。

おわりに──「正しい食生活」雑感

　企業の発展も、家庭の幸せも、まず、人あってのことです。ならば、ベストコンディションで仕事ができたり、日々を過ごすことのできる人々の集まりであることが望ましいでしょう。そこに健全な精神も宿れるわけで、これ以上の喜びはありません。

ベストコンディションであることの確認には

　まず、健康という山の頂上のサインである**「快食・快眠・快便・心の輝き」**が揃っていることです。そして、次の３つが揃っていれば、客観的にもベストコンディションといえます。
　1、不定愁訴がない
　2、笑顔が多い
　3、やる気がある

　寝つきも目覚めも良く、眠りも浅くないことと、朝食がおいしく感じられることが揃っていると、体調の良さを自覚しやすいものですが、ベストの条件は前述のごとしです。

不定愁訴は敏感なサイン

　明白な器質的疾患が見られないのに、さまざまな自覚症状を訴える状態を不定愁訴といいます。この不定愁訴は健康状態を敏感に反映します。統計解析によれば、「不定愁訴の強さを、不定愁訴の数で表してよい」とのこと。不定愁訴のない状態が最良です。不定愁訴の30項目を列挙しておきます（図表41）。

図表41：不定愁訴はいくつありますか？

1. 頭が重い	11. 考えがまとまらない	21. 頭が痛い
2. 全身がだるい	12. 話をするのが嫌になる	22. 肩が凝る
3. 足がだるい	13. いらいらする	23. 腰が痛い
4. あくびが出る	14. 気が散る	24. 息苦しい
5. 頭がぼんやりする	15. 物事に熱心になれない	25. 口が乾く
6. 眠い	16. ちょっとしたことが思い出せない	26. 声がかすれる
7. 目が疲れる		27. めまいがする
8. 動作がぎこちない	17. することに間違いが多くなる	28. まぶたや筋肉がピクピクする
9. 足元が頼りない	18. 物事が気にかかる	29. 手足が震える
10. 横になりたい	19. きちんとしていられない	30. 気分が悪い
	20. 根気がなくなる	

やる気と笑顔との関係は？

「元気で明るい人」には、「笑顔が多くやる気のある人」が多いのは事実。そこで、やる気と笑顔の関係を「ミラー」（食生活分析診断）の分析結果から探ってみました。

◇ 笑顔の多い人にはやる気のある人が圧倒的に多い、75％〜95％

◇ やる気のある人でも笑顔が多いとは限らない、18％〜35％

◇ 笑顔が少なくなるにしたがって、やる気のあまりない人が増える傾向が見られる
「笑顔が普通」5％
「やや少ない」14％
「少ない」63％

そして、このような人でも「正しい食生活」への変更により、やる気も笑顔も増していった事実をお伝えしておきます。

図表42：学習前の生活結果表
「誤った生活」が映し出される

分類	設問	あなたの回答	😊	😐	☹️	😠
食事	③食事を抜く回数	4	0	1〜2	3〜5	6〜
	④おいしくないと感じる日／週	0	0	1〜2	3〜5	6〜
	⑤どの食事をしっかりとっているか		3食均等	朝食	昼食	夕食
	食事開始時刻【朝食】	10:00	7:00まで	7:30まで	8:00まで	8:01以降／欠食
	【昼食】	13:00	12:15まで	12:30まで	13:00まで	13:01以降／欠食
	【夕食】	21:00	18:30まで	19:00まで	20:00まで	20:01以降／欠食
	所要時間【朝食】	10分	15分以上	10〜14分	5〜9分	5分未満
	【昼食】	10分	15分以上	10〜14分	5〜9分	5分未満
	【夕食】	10分	15分以上	10〜14分	5〜9分	5分未満
睡眠	⑦【日勤時】床につく時刻	23:00	22:00まで	22:30まで	23:00まで	23:01以降
	眠りにつくまで	0分	5分以内	6〜15分	16〜30分	31分以上
	目覚める時刻	5:00	6:30まで	7:00まで	7:30まで	7:31以降
	起きるまで	30分	5分以内	6〜15分	16〜30分	31分以上
	睡眠時間	6:30	8時間以上	8時間未満	7.5時間未満	7時間未満
	⑧寝つきの悪い日／週	0	0	1	2	3〜
	眠りの浅い日／週	0	0	1	2	3〜
	目覚めの悪い日／週	0	0	1	2	3〜
嗜好	⑫たばこを吸いますか		いいえ／止めた			はい
	⑬アルコールを飲む習慣がありますか		いいえ／止めた			はい
その他	⑥お通じのない日／週	0	0	1	2	3〜
	⑨休日こまめに体を動かしますか		はい	時々	ほとんどない	いいえ
	⑩やる気がありますか		ある	だいたいある	あまりない	全くない
	⑪笑顔が多いですか		多い	普通	やや少ない	少ない
	⑯不定愁訴（該当数）	5	0	1〜3	4〜5	6〜
	⑰持続症状（該当数）	3	0	1	2	3〜
	MBI：適正体重の判定*		22±0.5			32.6

＊BMI（Body Mass Index）は体格指数：体重(kg)÷身長(m)÷身長(m)で表す。22±0.5が望ましい。有病率・死亡率ともに22の人が最も低く、23では1.5倍、24では3倍と増加。26以上では要治療の肥満。

「ミラー」についてひと言

　「ミラー」（食生活分析診断）における食事の分析結果のグラフは、これまで示してきましたので、ここでは参考までに「生活結果表」の一部を抽出して示します（図表42、43）。「生活結果表」は、普段の生活については、睡眠・体調・活動状況・不定愁訴・スポーツ等々の17項目をチェックし、判定するものです。

おわりに──「正しい食生活」雑感

図表43：学習後の生活結果表
ニコニコマークに揃えて最良の状態になった

	設問	あなたの回答	☺	😐	☹	😠
食事	③食事を抜く回数	0	0	1〜2	3〜5	6〜
	④おいしくないと感じる日／週	0	0	1〜2	3〜5	6〜
	⑤どの食事をしっかりとっているか		3食均等	朝食	昼食	夕食
	食事開始時刻【朝食】	6:10	7：00まで	7：30まで	8：00まで	8：01以降／欠食
	【昼食】	12:00	12：15まで	12：30まで	13：00まで	13：01以降／欠食
	【夕食】	18:00	18：30まで	19：00まで	20：00まで	20：01以降／欠食
	所要時間【朝食】	15分	15分以上	10〜14分	5〜9分	5分未満
	【昼食】	15分	15分以上	10〜14分	5〜9分	5分未満
	【夕食】	15分	15分以上	10〜14分	5〜9分	5分未満
睡眠	⑦【日勤時】床につく時刻	22:00	22：00まで	22：30まで	23：00まで	23：01以降
	眠りにつくまで	0分	5分以内	6〜15分	16〜30分	31分以上
	目覚める時刻	6:00	6：30まで	7：00まで	7：30まで	7：31以降
	起きるまで	0分	5分以内	6〜15分	16〜30分	31分以上
	睡眠時間	8:00	8時間以上	8時間未満	7.5時間未満	7時間未満
	⑧寝つきの悪い日／週	0	0	1	2	3〜
	眠りの浅い日／週	0	0	1	2	3〜
	目覚めの悪い日／週	0	0	1	2	3〜
嗜好	⑫たばこを吸いますか		いいえ／止めた			はい
	⑬アルコールを飲む習慣がありますか		いいえ／止めた			はい
その他	⑥お通じのない日／週	0	0	1	2	3〜
	⑨休日こまめに体を動かしますか		はい	時々	ほとんどない	いいえ
	⑩やる気がありますか		ある	だいたいある	あまりない	全くない
	⑪笑顔が多いですか		多い	普通	やや少ない	少ない
	⑯不定愁訴（該当数）	0	0	1〜3	4〜5	6〜
	⑰持続症状（該当数）	1	0	1	2	3〜
	MBI適正体重の判定＊		22±0.5	23		

☺はニコニコマークで、これが最良。😠は怒りのマークで、誤った生活の最悪の状況を示します。この間を4段階（緑色・黄色・橙色・赤色）に区分します。図表42と図表43は、半年間で30kgの減量に成功した方の生活改善の前後を示しています。このように ☺ （緑色のニコニコマーク）を揃えることが大切です。最良の状態である「グリーンベルトに揃える」とも称し、自己管理に実を上げています。

111

健康は育てるもの

　健康は自らが努力して育てていくものです。ゆえに価値が高いのです。寝だめも食べだめもできません。健康管理の奥義とは、取りも直さず「正しい食生活」を実践することにあります。この「正しい食生活」の実践こそが、健全な精神の宿れる健全な身体を生み出し、支えていることを再度強調しておきます。

　広島モラロジー経済同友会の方々が、「豆でがんす会」（"まめでがんすかい"とは、広島の方言で"お元気ですか"の意）という「正しい食生活」実践講座を開講し、平成23年10月までに80回もの学習会を開催しているそうです。さまざまな成果を上げ続けられていることを、とても嬉しく思います。
　また、巻頭の「今日から始めるパーフェクトメニュー」の美しい写真とレシピは、高橋澄江さんにご協力いただきました。

　振り返ると、私の今日があるのは、昭和62年（1987）春に出会った、長谷虎治氏（長谷虎紡績株式会社会長、モラロジー研究所顧問）と川村佐助氏（川村株式会社会長、モラロジー研究所参与）のおかげです。両氏はすでに他界されましたが、ずっと私を精神的に支えてくださいました。こうして本を著すに至り、ご縁の不思議さを実感しております。
　モラロジー研究所出版部の皆様には、多大なご協力をいただきました。とりわけ、編集担当の齋藤允代さんに感謝いたします。拙文にお付き合いいただいた読者の皆様に、心より御礼を申し上げます。

　平成24年4月

佐藤　和子

巻末付録　今日から始めるパーフェクトメニュー

■利用するにあたって■
① 5歳で大人の7割、12歳で同量。食べきれない場合はごはんで調節します。
② ☆印は代替することができる食品です。ただし1品に限ります。
③ 各栄養素の性質と生理作用は116〜119ページをご覧ください。
④ 献立内での材料の組み合わせは自由。好みに合わせて作ってください。

カレーライス　材料と栄養成分値（材料は調理直前の1人分、調味料除く）

献立	赤群	青群	黄群
カレーライス	大型豚もも肉（脂付き）40g あさり（茹で）8g 殻付き干しえび（サルエビ）1g	玉葱50g　ぶなしめじ30g 人参20g	ごはん100g じゃが芋50g カレールウ20g しそ油2g
豆腐とひじきのサラダ	木綿豆腐50g しらす干し（半乾燥）7g かつお節0.5g	トマト30g　ひじき（戻し）30g サラダ菜12g	しそ油1g
ゆで卵	鶏卵25g		
漬物		甘酢らっきょう10g　福神漬10g	
デザート	ヨーグルト90g	ネーブルオレンジ50g	

☆大型豚もも肉（脂付き）40g → 輸入牛もも肉40g＋豚もも肉（脂付き）10g
☆ネーブルオレンジ50g → 温州みかん50gまたはりんご60g　☆ヨーグルト90g → 牛乳120g

	1食の目安量	使用量(g)	蛋白質(g)	VB1(mg)	VB2(mg)	ナイアシン(mg)	VD(μg)	VA(μg)	VC(mg)	鉄(mg)	カリウム(mg)	リン(mg)	カルシウム(mg)	食物繊維(g)	炭水化物(g)	脂質(g)	エネルギー(kcal)
		—	30.0	0.40	0.50	6.0	2.0	210	40.0	4.0	1300	400	300	10.0	84.0	16.0	600
赤群	大型豚もも肉(脂付き)	40	8.2	0.36	0.08	2.5		2		0.3	140	80	2		0.1	4.1	73
	あさり(茹で)	8	1.0		0.02	0.1				1.0	9	12	5				4
	殻付干しサルエビ	1	0.5							0.2	7	10	71				2
	木綿豆腐	50	3.3	0.04	0.02	0.1				0.5	70	55	60	0.2	0.8	2.1	36
	かつお節	0.5	0.4			0.2					4	3					2
	しらす干し(半乾燥)	7	2.8	0.02		0.5	4.3	17		0.1	34	60	36			0.2	14
	鶏卵	25	3.1	0.02	0.11	0.1	0.5	38		0.5	45	13			0.1	2.6	38
	ヨーグルト	90	3.9	0.03	0.14	0.1				0.1	135	90	108		10.7	0.2	60
青群	玉葱	50	0.5	0.03	0.01	0.1		4		0.1	75	17	11	0.8	4.4		19
	人参	20	0.1	0.01	0.01	0.1		136	1		54	5	5	0.5	1.8		7
	ぶなしめじ	30	0.8	0.05	0.05	2.0	0.6		2	0.1	114	30		1.1	1.5	0.2	5
	トマト	30	0.2	0.02	0.01	0.2		14	4	0.1	63	8	2	0.3	1.4		1
	ひじき(戻し)	30	0.5	0.02	0.05	0.1		4		2.3	188	4	60	1.8	2.4		2
	サラダ菜	12	0.2	0.01	0.02			22	2	0.3	49	6	7	0.2	0.3		2
	甘酢らっきょう	10	0.1							0.1	4	2	2	0.3	2.9		12
	福神漬	10	0.3		0.01			1		0.1	10	3	1	0.4	3.3		14
	ネーブルオレンジ	50	0.5	0.04	0.02	0.2		6	20		90	11	12	0.5	5.9	0.1	23
黄群	ごはん	100	2.5	0.02	0.01	0.1				0.1	29	34	3	0.3	37.1	0.3	168
	カレールウ	20	1.3	0.02	0.01			1		0.7	64	22	18	0.7	8.9	6.8	102
	じゃが芋	50	0.8	0.03	0.01	0.4			11	0.2	170	13	1	0.8	8.4	0.1	37
	しそ油	3														3.0	28
	赤群合計	222	23.2	0.46	0.37	3.5	4.7	56		2.5	432	356	295	0.2	11.7	9.2	230
	青群合計	242	3.1	0.15	0.16	2.7	0.6	181	33	3.3	647	85	100	6.0	23.9	0.4	88
	黄群合計	173	4.6	0.07	0.04	0.6		1	11	1.0	263	69	22	1.8	54.4	10.2	335
	総合計	637	30.8	0.67	0.57	6.8	5.3	239	44	6.8	1343	509	417	8.0	90.0	19.8	652

さばのみそ煮　材料と栄養成分値（材料は調理直前の1人分、調味料除く）

献立	赤群	青群	黄群
さばのみそ煮	さば（生）65g	生姜 少々　長葱 20g　こんにゃく 20g　サラダ菜 10g	赤みそ 10g
揚げさつま芋のおろしあえ		大根 30g　三つ葉 10g	さつま芋 40g　大豆油 1g
五目豆	大豆（茹で）10g	ごぼう 3g　人参 3g　昆布（茹で）5g　こんにゃく 3g	
小松菜のお浸し	しらす干し（半乾燥）0.5g	小松菜（生）60g	
豚肉とメンマの炒め物	豚もも肉（脂付き）15g　あさり（茹で）6g	ピーマン 20g　赤ピーマン 15g　メンマ（戻し）20g　玉葱 20g　干し椎茸（戻し）10g	大豆油 1g
にら卵汁	鶏卵 30g	にら 10g	
ごはん・漬物・佃煮	えび佃煮 7g	野沢菜漬 20g　梅ふぶき（大根漬物）10g	ごはん 130g
デザート		オレンジ 40g	

☆さば 65g → ぶり 50g　　☆オレンジ 40g → キウイフルーツ 40g

	1食の目安量	使用量(g)	蛋白質(g)	VB₁(mg)	VB₂(mg)	ナイアシン(mg)	VD(μg)	VA(μg)	VC(mg)	鉄(mg)	カリウム(mg)	リン(mg)	カルシウム(mg)	食物繊維(g)	炭水化物(g)	脂質(g)	エネルギー(kcal)
		—	30.0	0.40	0.50	6.0	2.0	210	40.0	4.0	1300	400	300	10.0	84.0	16.0	600
赤群	さば（生）	65	13.5	0.10	0.18	6.8	7.2	16		0.7	208	150	6		0.2	7.9	131
	大豆（茹で）	10	1.6	0.02	0.01	0.1				0.2	57	19	7	0.7	1.0	0.9	18
	しらす干し(半乾燥)	0.5	0.2				0.3	1			2	4	3				1
	豚もも肉(脂付き)	15	2.8	0.12	0.03	0.8		1		0.1	48	29	1			2.5	35
	あさり(茹で)	6	0.8		0.02	0.1				0.7	7	9	4				3
	鶏卵	30	3.7	0.02	0.13		0.5	45		0.5	39	54	15		0.1	3.1	45
	えび佃煮	7	1.8	0.01	0.01	0.4				0.3	25	31	126		2.1	0.2	17
青群	長葱	20	0.1	0.01	0.01	0.1			2		36	5	6	0.4	1.4		6
	こんにゃく	23								0.1	8	1	10	0.5	0.5		1
	サラダ菜	10	0.2	0.01				18	1	0.2	41	5	6	0.2	0.2		1
	大根	30	0.1			0.1			3	0.1	69	5	7	0.4	1.2		5
	三つ葉	10	0.1		0.01	0.1		27	1	0.1	50	5	5	0.3	0.3		1
	ごぼう	3	0.1								10	2	1	0.2	0.5		2
	人参	3						20			8	1	1	0.1	0.3		1
	昆布(茹で)	5	0.1	0.01				2			40	3	7	0.3	0.7		2
	小松菜(生)	50	0.8	0.02	0.03	0.2		130	11	1.1	70	23	75	1.2	1.5	0.1	8
	ピーマン	20	0.2	0.01	0.01	0.1		7	15	0.1	38	4	2	0.5	1.0		4
	赤ピーマン	15	0.2		0.02			13	26	0.1	32	3	1	0.2	1.1		5
	メンマ(戻し)	20	0.2								1	2	4	0.7	0.7	0.1	4
	玉葱	20	0.2	0.01					2		30	7	4	0.3	1.8		7
	干し椎茸(戻し)	10	0.3	0.01	0.02	0.2	0.2				22	4		0.8	1.7	0.1	4
	にら	10	0.2	0.01	0.01	0.1		29	2	0.1	51	3	5	0.3	0.4		2
	野沢菜漬	20	0.3	0.01	0.02	0.1		40	5	0.1	72	7	19	0.6	1.1		5
	梅ふぶき	10	0.1	0.02		0.1			5		14	5	3	0.4	1.5		6
	オレンジ	40	0.4	0.03	0.02	0.1		4	24	0.1	72	9	10	0.4	4.7		18
黄群	ごはん	130	3.3	0.03	0.01	0.3				0.1	38	44	4	0.4	48.2	0.4	218
	さつま芋	40	0.5	0.04	0.01	0.3		1	8	0.2	196	17	19	1.5	12.5	0.1	52
	赤みそ	10	1.3		0.01					0.4	44	20	13	0.4	2.1	0.6	19
	大豆油	2														2.0	18
	赤群合計	134	24.3	0.27	0.37	8.1	8.0	63		2.5	386	295	161	0.7	3.4	14.5	251
	青群合計	319	3.5	0.14	0.18	1.3	0.2	291	98	2.2	663	94	165	7.6	20.6	0.5	83
	黄群合計	182	5.0	0.07	0.04	0.7		1	8	0.8	278	81	36	2.3	62.8	3.0	308
	総合計	635	32.9	0.48	0.59	10.1	8.2	354	106	5.5	1327	470	362	10.7	86.8	18.0	642

まぐろのちらしずし　材料と栄養成分値（材料は調理直前の1人分、調味料除く）

献立	赤群	青群	黄群
まぐろのちらしずし	まぐろ（生）60g 鶏卵 30g しらす干し（半乾燥）4g	干し椎茸（戻し）30g　人参 10g れんこん 15g　絹さや 5g 焼きのり 1g　紅生姜 少々	ごはん 150g しそ油 1g
天ぷら		舞茸 20g　ピーマン 10g 赤ピーマン 10g	天ぷら衣 8g さつま芋 40g
ひじきのごま酢	ごま 3g 殻付干しえび（サルエビ）2g	ひじき（戻し）30g　人参 5g	しそ油 1g
チンゲンサイのお浸し	かつお節 1g	チンゲンサイ（生）60g	
すまし汁		さやいんげん 20g 竹の子（茹で）30g	
漬物・佃煮	えび佃煮 5g	胡瓜糠漬け 20g　たくあん 20g	
デザート		メロン 50g	

☆まぐろ（生）60g → 春かつお（生）55g

☆チンゲンサイ（茹で）50g → 小松菜（茹で）50g　☆メロン 50g → いちご 50g

	1食の目安量	使用量(g)	蛋白質(g)	VB1(mg)	VB2(mg)	ナイアシン(mg)	VD(μg)	VA(μg)	VC(mg)	鉄(mg)	カリウム(mg)	リン(mg)	カルシウム(mg)	食物繊維(g)	炭水化物(g)	脂質(g)	エネルギー(kcal)
		—	30.0	0.40	0.50	6.0	2.0	210	40.0	4.0	1300	400	300	10.0	84.0	16.0	600
赤群	まぐろ（生）	60	14.6	0.09	0.05	10.5	3.6	1		1.2	270	174	3			0.2	64
	鶏卵	30	3.7	0.02	0.13		0.5	45		0.5	39	54	15		0.1	3.1	45
	しらす干し（半乾燥）	4	1.6	0.01		0.3	2.4	10			20	34	21			0.1	8
	ごま	3	0.6	0.01	0.01	0.2				0.3	12	17	36	0.4	0.6	1.6	18
	殻付干しサルエビ	2	1.0			0.1				0.3	15	20	142			0.1	5
	かつお節	1	0.8		0.01	0.4				0.1	8	7					4
	えび佃煮	5	1.3	0.01	0.01	0.3				0.2	18	22	90		1.5	0.1	12
青群	干し椎茸（戻し）	30	1.0	0.02	0.07	0.6	0.6			0.1	66	13	1	2.3	5.0	0.2	13
	人参	15	0.1	0.01	0.01	0.1		102	1		41	4	4	0.4	1.4		6
	れんこん	15	0.3	0.02		0.1			7	0.1	66	11	3	0.3	2.3		10
	絹さや	5	0.2	0.01	0.01			2	2		8	3	2	0.2	0.4		2
	焼きのり	1	0.4	0.01	0.02			23	2	0.1	24	7	3	0.4	0.2		2
	舞茸	20	0.7	0.05	0.10	1.8	0.6			0.1	66	26		0.5	0.5	0.1	3
	ピーマン	10	0.1			0.1		3	8		19	2		0.2	0.5		2
	赤ピーマン	10	0.1	0.01	0.01	0.1		9	17		21	2	1	0.2	0.7		3
	ひじき（戻し）	30	0.5	0.02	0.05	0.1		4		2.3	188	4	60	1.8	2.4		6
	チンゲンサイ（茹で）	50	0.2	0.02	0.03	0.2		110	8	0.4	125	14	60	0.8	1.2	0.1	6
	さやいんげん	20	0.4	0.01	0.01	0.1		10	1		54	9	11	0.5	1.1		5
	竹の子（茹で）	30	1.1	0.01	0.03	0.2			2	0.1	141	18	5	1.0	1.7	0.1	9
	胡瓜糠漬け	20	0.3	0.05	0.01	0.3		4	4	0.1	122	18	4	0.3	1.2		5
	たくあん	20	0.2	0.04		0.1			11	0.2	28	9	5	0.5	3.0	0.1	13
	メロン	50	0.6	0.03	0.01	0.3		2	9	0.2	170	11	4	0.5	5.2	0.1	21
黄群	ごはん	150	3.8	0.03	0.02	0.03				0.2	44	51	5	0.5	55.7	0.5	252
	さつま芋	40	0.5	0.04	0.01	0.03		1	12	0.3	188	18	16	0.9	12.6	0.1	53
	天ぷら衣	8	0.4	0.01			0.1					6	3	1	0.1	3.6	3.3	47
	しそ油	2														2.0	18
	赤群合計	105	23.5	0.14	0.21	11.7	6.6	56		2.7	381	328	308	0.4	2.2	5.3	155
	青群合計	326	6.2	0.29	0.36	4.0	1.2	268	72	3.8	1139	150	165	9.5	27.0	0.7	105
	黄群合計	200	4.6	0.08	0.03	0.7	0.1	1	12	0.5	237	73	22	1.5	71.9	5.8	370
	総合計	631	34.4	0.51	0.59	16.4	7.9	326	83	6.9	1757	550	494	11.4	101.1	11.8	631

各栄養素の性質と生理作用
（食品成分マップより）

蛋白質：
生体の構成成分では水（65％）に次いで多く（16％）生体の構造や機能において大きな役割を演じている。すなわち骨や血管のコラーゲン、筋肉の収縮蛋白、血清アルブミン（組織の膠質浸透圧の主役であるとともに物質輸送に役立つ）、物質代謝に関与する無数の酵素、免疫物質、ヘモグロビン、ホルモン、遺伝情報の発現など、生命現象に直接かかわりをもつ物質として蛋白質は最も重要な栄養素といえよう。蛋白質の栄養価は、構成するアミノ酸、特に必須アミノ酸バランスによって決まる。

ビタミン B_1（サイアミン）：
[性質] 水に溶けやすく、熱に弱く分解する。アルカリ液（重曹など）内で加熱すると容易に壊れる。弱酸性には安定。**[生理作用]** ビタミン B_1 はサイアミンピロリン酸という形で、補酵素として糖代謝に関与する。体のすべての細胞に必要である。**[欠乏症]** 糖代謝に支障をきたすため糖分を主たるエネルギー源とする神経系に症状が出現し、多発性神経炎、脚気、便秘、筋力低下などをみる。**[備考]** 調理による損失が著しく大きいので、計算上の半分くらいしか実際には取れていないことを認識しよう。

ビタミン B_2（リボフラビン）：
[性質] 光やアルカリで分解される。水に溶ける。熱や酸にはやや安定。**[生理作用]** 生体酸化に関与する重要なフラビン蛋白として補酵素の役割を果たし、酸化還元反応で水素伝達作用を行う。その他糖質代謝、脂質代謝、蛋白質代謝においても補酵素として活躍している。**[欠乏症]** 皮膚と眼に現われ、皮膚炎、口唇炎、口角炎、角膜炎の他、成長停止も起こる。**[備考]** 日本人に欠乏しやすいビタミンの1つである。調理による損失も大きいので不足しないように配慮する。

ナイアシン：
[性質] 水に溶ける。熱に強く、酸化や光にも強い。酸、アルカリに強い。**[生理作用]** 生体内では NAD (nicotinamide adenine dinucleotide) や NADP (nicotinamide adenine dinucleotide phosphate) として酸化還元反応で水素の受容体となる。組織酸化、糖質代謝、脂質代謝、蛋白質代謝に補酵素として役立っている。必須アミノ酸のトリプトファンからも合成されるので蛋白質摂取の少ない場合には欠乏症が出現する。**[欠乏症]** 胃腸病、口舌炎、皮膚炎、神経症状。**[備考]** 体内ではトリプトファン 60mg から 1mg の割合で作られる。

ビタミン D：
[性質] 熱や酸化には安定、光に不安定。**[生理作用]** カルシウムとリンの腸内吸収を促進させ、正常な骨の発育に関与する。**[欠乏症]** 小児ではクル病、成人では骨軟化症、虫歯になりやすい。

鉄（Fe）：
成人の体内に約 4.5g 存在し、そのうちの約 3g はヘム鉄として残りは非ヘム鉄として存在する。ヘム鉄のうち 76％は赤血球のヘモグロビン内に存在して酸素の運搬役として働き、10％は筋肉のミオグロビン内に存在して酸素の貯蔵となり、14％は組織内の酸化還元や過酸化水素の分解に重要な役割を果たしている。非ヘム鉄は、フェリチンとして肝臓に貯蔵される一方、血中にはトランスフェリンとして鉄の運搬に関与する。**[欠乏症]** 貧血、貧血発症前の鉄欠乏状態においてすでに、貧血と同様の症状が現れる。鉄欠乏は避けたいものである。

ビタミン A：
[性質] 脂溶性で水に溶けない。熱にやや不安定、酸化・乾燥・高温で破壊される。**[生理作用]** 網膜における明暗の感受（ビタミン A は光を感受するロドプシンの形成に利用される。この際ナイアシンも関与する）、皮膚や粘膜の上皮細胞の保護作用。**[欠乏症]** 夜盲症、皮膚や粘膜の上皮の角質化、感染に対する抵抗力の減少、成長期では骨や神経系の発達遅延。

ビタミン C（アスコルビン酸）：
[性質] 水に溶けやすく、熱、アルカリ、空気により分解される。酸、低温ではやや安定。**[生理作用]** コラーゲン合成の際のハイドロオキシプロリンの生成に必要（コラーゲンは毛細血管、骨、歯、軟骨、結合組織の形成に関与）。小腸からの鉄の吸収に関与、アミノ酸やステロイド合成にも必要である。**[欠乏症]** 壊血病、皮下出血、骨形成不全、成長不良、貧血、歯肉色素沈着症。**[備考]** 調理による損失が大きいので、所要量の 2 倍以上を献立に入れておくことが必要である。

カリウム（K）：
成人の体内に約 200g 存在し、主にリン酸カリウムや蛋白質との結合の形で細胞内に存在している。脂肪組織にはわずかしか存在しない。成長に伴いアミノ酸とともに組織形成に役立つ。成長後も体の成分は絶えず入れ替わっているために一定量の摂取が必要である。カリウムは細胞内液の浸透圧の維持とともに神経の興奮機序に関係している。**[欠乏症]** 筋力の低下、心ぱく数の増加、消化管運動の低下、腎臓での尿の濃縮力の低下などである。

カルシウム（Ca）：
成人の体内に約1kg存在し、その99%はリン酸塩・炭酸塩として骨や歯の成分となっている。骨は不変なものではなく、絶えず作り替えられている。ビタミンCの欠乏や低栄養状態では、コラーゲン繊維の形成不良により骨の成育が障害され、骨折しやすいもろい骨となる。その他、血液の凝固機構や、カルシウムイオン受容蛋白カルモジュリンを介して多くの重要な代謝（グリコーゲン代謝や筋収縮機構など）に関係する。

リン（P）：
成人の体内に約500g存在し、その90%はリン酸カルシウムやリン酸マグネシウムとして骨や歯の成分となっている。血液中のリン酸塩は血液の酸－塩基平衡に関与する。すべての細胞内に存在し、核酸のリン蛋白質成分やATPなどの高エネルギーリン酸化合物、またビタミンB_1・B_2などと結合して補酵素となる。細胞膜ではリン脂質として膜の成分となっている。ビタミンDが不足すると利用率が低下する。

糖質：
糖質はわずか（1～2%）しか体内には存在していない。細胞外液中には約1時間分のエネルギー供給量があるにすぎない。糖質はグリコーゲンとして肝臓に約100g、筋肉に200～250gが貯蔵されているが、約半日で消費される量である。糖質を過剰摂取した場合、グリコーゲンとして貯蔵される以外はすべて脂質に変えて貯えられるので注意したい。生体内には糖新生の代謝機構があり、細胞への糖質の安定供給に関与している。エネルギー源以外では、ムコ多糖類として軟骨・骨・角膜・関節嚢などの構成成分となっている。炭水化物は糖質と食物繊維に分けられる。

食物繊維：
食物繊維は、消化されずにそのままの形で大腸に入ってくるものの総称で、水溶性と不溶性に大別される。水溶性は、海藻に含まれるアルギン酸やこんにゃく芋に含まれるマンナンなど。不溶性は、野菜、果物、豆類、穀物に含まれるセルロース、ヘミセルロースなどで腸内容物の増加、腸内容物通過時間の短縮など、便性の改善に関与している。

脂質：
蛋白質に次いで多い（13%）生体構成成分。体重70kgの人では約9～10kgの脂質を持ち、それは約40日間分のエネルギー源に相等する。大部分は脂肪組織内にあって中性脂肪の形をとる。一般組織の脂質は生体膜成分としてのリン脂質とコレステロールが主である。脂質の多くは体内で糖質や蛋白質から合成されるが、不飽和脂肪酸であるリノール酸、α-リノレン酸は体内で合成されず必須脂肪酸と呼ばれ、これらからは種々のホルモン様物質が作られ、重要な生理作用を発揮している。

エネルギー（kcal）：
人体のエネルギーは細胞内のミトコンドリア（直径 0.5 ～ 1μ、長さ 1 ～ 1.5μ の細長い顆粒）内において酸化的リン酸化といわれる化学反応で ATP の形で合成される。このときの原料が糖やその他の栄養素である。我々はこの ATP を分解利用して運動、熱、物質の合成、神経の電気的活動、分泌のための浸透圧的な仕事を営んでいる。エネルギーの最大消費部位は筋肉。基礎代謝は、生命の維持に必要な最少限の代謝である。体重 1kg につき毎時約 1kcal である。活動量に応じて食物摂取量（特に黄群）を加減する必要がある。

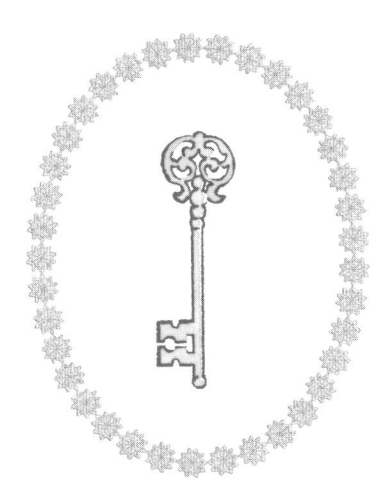

佐藤　和子（さとう　かずこ）

群馬県桐生市生まれ。医師。昭和42年（1967）、福島県立医科大学卒業。神戸大学医学部麻酔学教室、国立小児病院（現・国立成育医療研究センター）、京都大学医学部医化学教室、兵庫県立尼崎病院心臓センター、国立循環器病センターに勤務。昭和62年に大塚製薬株式会社の研究所顧問となり、翌年に同社健康推進本部長となる。平成23年（2011）3月に退任し、同年7月に特定非営利活動法人ヘルスプロモーションセンターを設立、理事長となる。
『グラムの本』『1食品10料理』（煥乎堂）など著書、ビデオ作品多数。

◇特定非営利活動法人ヘルスプロモーションセンター◇
〒370-0849　群馬県高崎市八島町70-29　幸和ビル2階
TEL：027-329-5678／FAX：027-329-5679
E-mail：info@healthpromotioncenter.or.jp
URL：http://healthpromotioncenter.or.jp/

「正しい食生活」でつくる健康

平成24年 6月15日　初版第1刷発行
令和 3年 7月30日　　　第5刷発行

著　者　　佐藤　和子

発　行　　公益財団法人 モラロジー道徳教育財団
　　　　　〒277-8654　千葉県柏市光ヶ丘2-1-1
　　　　　TEL. 04-7173-3155（出版部）
　　　　　https://www.moralogy.jp

発　売　　学校法人 廣池学園事業部
　　　　　〒277-8686　千葉県柏市光ヶ丘2-1-1
　　　　　TEL. 04-7173-3158

印　刷　　横山印刷株式会社
組　版　　吉川デザイン室

Ⓒ Kazuko Sato 2012, Printed in Japan
ISBN 978-4-89639-216-6
落丁・乱丁はお取り替えいたします。

令和3年4月、法人名称の変更に伴い、発行を「モラロジー研究所」から「モラロジー道徳教育財団」に改めました。